现代中西医结合内科疾病诊疗学

编著　张彩彩　杨　彬　张江华　郭道林
王　琳　苏淋淋　叶　蕾

吉林科学技术出版社

图书在版编目（CIP）数据

现代中西医结合内科疾病诊疗学 / 张彩彩等编著. 长春:吉林科学技术出版社，2024. 5. --ISBN 978-7-5744-1667-3

Ⅰ. R5

中国国家版本馆CIP数据核字第202404TD98号

现代中西医结合内科疾病诊疗学

编　　著　张彩彩　等
出 版 人　宛　霞
责任编辑　黄玉萍
封面设计　济南睿诚文化发展有限公司
制　　版　济南睿诚文化发展有限公司
幅面尺寸　170mm × 240mm
开　　本　16
字　　数　198 千字
印　　张　11.5
印　　数　1~1500 册
版　　次　2024 年 5 月第 1 版
印　　次　2024 年12月第 1 次印刷

出　　版　吉林科学技术出版社
发　　行　吉林科学技术出版社
地　　址　长春市福祉大路5788 号出版大厦A 座
邮　　编　130118
发行部电话/传真　0431-81629529　81629530　81629531
　　　　　　　　81629532　81629533　81629534
储运部电话　0431-86059116
编辑部电话　0431-81629510
印　　刷　廊坊市印艺阁数字科技有限公司

书　　号　ISBN 978-7-5744-1667-3
定　　价　72.00 元

编委会

◇ **主　编**

张彩彩　杨　彬　张江华　郭道林

王　琳　苏淋淋　叶　蕾

◇ **副主编**

王　玮　孙成梅　荣三群　崔林阁

楚　玲　左　云　李圣永　陈　媛

欧阳刚

◇ **编　委**（按姓氏笔画排序）

王　玮（山东省泰安市泰山区徐家楼街道社区卫生服务中心）

王　琳（菏泽市牡丹人民医院）

王传珍（河南省洛阳正骨医院/河南省骨科医院）

左　云（云阳左云中医诊所）

叶　蕾（济南市章丘区人民医院）

孙成梅（山东省莒县人民医院）

苏淋淋（肥城市人民医院）

李圣永（山东颐养健康集团莱芜中心医院）

杨　彬（聊城市眼科医院/聊城市第五人民医院）

张江华（郓城诚信医院）

张彩彩（山东第一医科大学第二附属医院）

陈　媛（溧阳市人民医院）

欧阳刚（中国人民解放军西部战区总医院）

庞　聪（湛江第二人民医院）

荣三群（浏阳市中医医院）

郭道林（梁山县人民医院）

崔林阁（湖南省溆浦县中医医院）

楚　玲（湘潭市第一人民医院）

前言

Foreword

当代科学技术的飞速发展和人类生命科学研究的需求，要求中医学在基础理论和临床实践的研究上与现代医学接轨并保持同步发展。只有中医与西医在基础理论和临床实践上均达到真正的有机结合、优势互补，才能让中西医结合研究工作得以健康有序的发展，为此，我们特组织一批中西医结合医学研究学者编写《现代中西医结合内科疾病诊疗学》一书。

本书首先介绍了中西医结合方法学、研究方法、中西药物相互作用机制，以及中西医结合辨证方法，目的在于先从理论上探讨中西医结合的临床价值；然后针对内科临床常见病和多发病，从病因、病理、临床表现、诊断、鉴别诊断、治疗方案等方面，阐述中西医结合诊断和治疗的优势，展现了近年来中西医结合在内科疾病诊疗中应用的成果。本书有以下特点：一是理论与实践结合；二是治疗与调护结合；三是中西医优势互补，有机结合。此外，本书语言通俗易懂、简洁明了，且由浅入深，层层递进，是一本较为实用的中西医结合内科学参考书。本书不仅有助于各级医院临床医师了解中西医结合诊疗学现状，还有助于临床医师对疾病作出准确的判断与恰当的处理。

中西医结合在现代医疗中的应用还有待进一步的研究和发展，我们希望通过自身经验的分享来促进其交流、探讨。但因医学的发展十分迅速，知识的更新日新月异，而我们的临床知识有限，书中难免存在不足之处，希望广大读者批评指正。

《现代中西医结合内科疾病诊疗学》编委会

2023 年 7 月

目录

Contents

第一章 绪 论

第一节 中西医结合方法学

一、中西医结合与中医现代化

中医现代化是指中医学科学技术的现代化，是在中医学基础理论指导下，运用理论科学研究的思路与方法，吸收和借鉴现代科学技术，使中医学发展成为既能保持其自身的优势和特色，又具有现代高科技水平的独立的医学科学体系。中医学是在漫长的历史长河中逐步发展起来的传统医学体系，是一个伟大的科技文化宝库。但由于历史条件的限制，作为研究人的生命与健康问题的一门科学，其理论体系中尚存在许多弊端与缺陷，尤其是中医学传统的封闭的科研意识，使其科研水平发展迟缓，在某些问题上甚至停滞不前。当代科学技术的飞速发展，以及人类生命科学研究的需求，要求中医学跟上当代科学技术发展的步伐，在理论水平与技术水平的研究上与现代科学技术接轨并保持同步，因此说中医现代化是时代的要求，是历史的必然。虽然中西医结合和中医现代化在概念上不同，但在内容与形式上在很多方面相一致，二者是相辅相成，互相促进的。中医现代化研究必然促进中西医结合的发展，中西医结合研究必然为中医现代化注入新的血液和活力。

二、中西医结合研究的基本原则

为了使中西医在基础理论和临床实践上真正达到有效结合、优势互补，使中西医结合研究工作得以健康有序的发展，经过广大中西医结合研究学者多年来的研究，逐步探索和总结出了中西医结合研究的几项基本原则，具体内容如下：

(1)消除门户之见，力求优势互补，是现代社会中促进团队合作与社会和谐的重要原则。由于中西医两套理论体系是在不同历史阶段、不同的社会背景起源和发展起来的两门独立学科，尤其是两者的认识论与方法学不同，故在医学科学领域中竞争发展的过程中，难免出现对比、辩论，甚至出现一些门户之见。门户之见作为一种偏见，成为中西医结合的最大思想障碍。这种偏见往往使学术研究人员仅以自身长处对照对方短处，而看不到自身短处和对方的长处。这种偏见不仅阻碍了中西医结合工作的开展，也阻碍了本学科自身的完善和发展。中西医结合研究的一个首要原则就是相互取长补短、优势互补，追求二者结合后在效果上呈现大于二者相加之和的相乘效应。当然在学术研究过程中的辩论与争鸣这是探索真理所必要的方式，不能视为门户之见。中西医专业技术人员都要正视自身所从事专业的优缺点，以虚怀若谷的谦虚胸怀，取人之长，补己之短，这是医学科学研究人员的高贵品质，也是学科发展、学者成才的必备条件。令中西医结合研究者欣慰的是，中西医这对医学科学领域中的孪兄弟，一方的长处是另一方的短处，一方的短处则是另一方的长处，二者具有极强的互补性，成为中西医结合的必然性和可能性的先决条件。

(2)继承和发扬中医学的基本特点。中医学与包括西医在内的其他医学科学分支相比，其自身突出的特点就是整体观念和辨证论治。整体观念和辨证论治是相互关系的认识方法和研究方法。从临床诊断学这一角度来看，整体观念是从患病个体的整体病变反应状态着眼，去分析判断其病变性质的，这种分析判断过程即中医学的辨证方法。整体观念实际为中医学的认识论，辨证论治为建立在整体观念这一认识论基础上的研究方法。中医学所独有的整体观念和辨证论治，作为一种优势，可区别同一疾病不同患病个体之间的差异性，以达到异病同治的这种高超的认识境界，与重病因而忽视个体差异的西医相比，辨证论治作为中医学的优势对西医的诊治模式恰恰是一个补充。故在中西医结合研究过程中，采取多学科研究方式，向中医学理论体系中渗透和移植当代自然科学、包括西医先进内容是必要的。但应在继承和发扬中医学整体观念和辨证论治这两个基本特点的前提下，进行中西医结合研究工作，以中医学整体观念和辨证论治为骨架，输入当代科学的新鲜血液和营养成分，使中医学的基础理论得以升华，也使当代自然科学新技术在更合理的理论框架之中得以充分发挥。摒弃了中医学的整体观念和辨证论治，等于抛弃了中医学理论的精髓。坚持运用中医学整体观念和辨证原则，就会使中西医结合的理论得以升华，临床研究开拓出崭新的领域。

(3)坚持西医理论体系的客观化、标准化原则。与中医学基础理论不同程度的带有抽象和模糊性、缺少客观量化指标的缺陷对比，西医基础理论的客观化、标准化优势十分显著。理论上的客观化、标准化，使其科学研究技术具有较好的可操作性和可重复性，为临床诊断和疗效标准的判断提供了理论依据。随着当代科学技术的迅猛发展，西医基础理论的客观化、标准化优势则得到不断加强。在中西医结合研究过程中坚持客观化、标准化原则，将西医先进的客观化、标准化模式和指标渗透到中医基础理论体系中，可使西医的优势得到进一步发挥，使中医基础理论摒弃模糊性和抽象性的不足，使中医基础理论得以升华，中西医结合基础理论在逐步吻合的前提下，达到真正融会贯通的更高水平。

(4)更新科研意识，运用多学科方法进行中西医结合研究。医学是涉及哲学、生物学、物理化学、心理学等多学科内容的应用学科，故医学科学研究者必须不断更新自身的科研意识，大力吸收和借鉴当代先进的科学技术知识不断完善和丰富自身的理论体系。中西医结合研究要以开放的科研意识，运用与医学有关的多学科方法进行中西医结合研究，在坚持中医理论的特点和优势的基础上，运用多学科方法，大力吸收和借鉴当代各学科的先进技术手段，将中西医结合研究工作推入一个快速发展的快车道。

(5)坚持实践是检验真理的唯一标准。医学是研究人的生命与健康问题的应用科学。研究宗旨就是寻找治疗疾病、提高健康水平的有效手段，故评价每项研究项目与内容都要以临床疗效为标准，每项研究课题都是以转化为治疗手段这一生产力为目的。如果不以临床实践为目的，研究工作必然会走弯路而导致劳民伤财。中西医结合研究优势不仅在于基础理论的研究，关键在于临床的显著疗效，这一优势在于中西医结合综合治疗方案的疗效远远高于单用西药或单用中药的疗效水平，在于中西医结合理论指导下的中西药联合应用，具有相辅相成、取长补短、增效减毒的最佳效应。因此，应用性、实践性是中西医结合的重要原则之一，无论基础研究、药理研究，还是动物实验研究、临床实验研究都要以临床实践为标准，提高临床疗效为出发点。

第二节　中西医结合研究方法

一、常用的中西医结合实验研究方法

(一)微循环研究方法

微循环的基本结构包括微动脉、后微动脉、毛细血管前括约肌、毛细血管床、

毛细血管后微静脉、微静脉、动静脉短路等。微循环在心脑血管疾病各类炎症、休克、肿瘤等许多重要疾病中都发生显著的变化，这些变化甚至反映了疾病的基本病理改变，故微循环实验研究在认识疾病本质、辅助诊断和判断疗效方面具有重要意义，尤其对中医学血瘀证的研究，对舌诊的研究以及临床疗效观察具有重要价值。常用的微循环实验方法有以下几种。

1.球结膜微循环

动脉球结膜微循环能直接观察到血流由小动脉进入细动脉、毛细血管、细静脉、小静脉的全部过程。微血管沿巩膜表面分布，球结膜透明，巩膜呈白色，对比清楚，对动脉无损伤，适用于急慢性微循环障碍实验，可采用高分子右旋糖酐造模。

2.肠系膜微循环

动物肠系膜微循环具有突出的优点，肠系膜组织薄，透光度比较好，便于精确地观察、测量、拍照、拍电影及录像，微血管呈平面分布，展开充分，肠系膜血管对局部滴药反应迅速。常用于观察药物对家兔、大白鼠、小白鼠微循环障碍的作用，可采用高分子右旋糖酐、肾上腺素造模。

3.地鼠颊囊

地鼠颊囊制备简单，组织薄，透光度好，血管分布平整，有致密的微血管网，血管清晰，对局部滴药反应迅速，亦为常用的微循环观察部位，微循环障碍常用盐酸造模。

4.耳郭微循环

小鼠、豚鼠耳郭血管呈平面分布，在透射光及落射光下均可进行观察，操作简单，适用于慢性实验。兔耳作开窗术，能观察到微循环的形成。用新生毛细血管时间、血管达窗内侧缘时间、血管进入透明间隙以及血管在透明间隙中生长速率作为观察指标。

5.软脑膜微循环

家兔、猫、犬、豚鼠等全身麻醉后开颅，在落射光下进行硬膜及软脑膜微循环观察。家兔注射 1.5 g/kg 高分子右旋糖酐（分子量 45 万）后，10～60 分钟内即能形成微循环障碍，主要表现为微小静脉扩张，血流速度缓慢，红细胞聚集，用活血化瘀药可以改善。

6.肝肾微循环

肾位置较深，可将肾置于肾托中，用落射光直接观察肾皮质表面微循环，其组成除少数细静脉外，主要是毛细血管呈网状交织排列，血流速度快，大多呈线流。给小鼠输注灭活伤寒菌混悬液,可造成急性肾微循环障碍。肝微循环观察时,可用按左侧膈肌腹侧的弯凹形式制作塑料隔板,插入肝左叶和膈肌之间,用导光棒托起肝脏,可以透射照明观察肝脏边缘,亦可落射照明观察肝表面微循环,可见橙红色微血管。肝肾微循环观察可用于中药活血化瘀药药效学研究及某些病理模型的研究。

(二)血液流变学实验方法

血液流变学实验所研究的内容是血液的运动规律,即其流动和变形的规律。血液流变测定的基本方式是,采血后在体外标准化的条件下进行有关测定,主要包括血液黏度、血浆黏度、血细胞比容、血沉、红细胞的变形能力、红细胞或血小板的表面电荷(细胞电泳)、血小板的凝集活性、血液内生化大分子含量等指标的测定。

血液流变学方法已广泛应用于瘀血证及有关活血化瘀等课题的研究。对于20余种西医病种中的血瘀证的研究表明,其血液黏度普遍较正常人为高,提示了血瘀证在血液流变性质上的共性。利用流变学多项指标,可对缺血性中风进行预防,准确率可达80%。血液流变学配合其他无创性测定,对于冠心病的预测符合率亦可达80%,说明血液流变学实验方法为中西医结合循环系统和血液系统疾病的预防提供了有效手段。

在血液流变学实验研究方面,可采用高分子葡聚糖引起动脉高黏滞综合征,制造血瘀证模型、高脂蛋白血症模型,用这些模型探索血瘀证病理的实质及微观变化,研究活血化瘀药物的疗效等。

(三)免疫学实验研究方法

常用的中西医结合免疫学实验的研究方法包括免疫扩散、电泳、补体测定,E-玫瑰花环试验、免疫复合物测定、免疫酶标技术等。目前研究较多的是从免疫学角度探索中医学生理、病理实质、中医学的“证”与免疫学的关系。研究证明,虚证患者E-玫瑰花环百分率,血清C3含量和免疫球蛋白IgM含量较正常人为低;动物阳虚模型小鼠肺细胞介导羊红细胞溶血程度,血凝抗体及淋巴细胞转化率(简称淋转)均较正常小鼠低,应用益气健脾,温补肾阳方药可以纠正。据报道,在200例肺癌患者中,经淋转和玫瑰花环实验以及巨噬细胞吞噬功能实验,观察这三项免疫指标与辨证分型关系,表明虚证患者,包括气虚、阴虚、气阴两虚和阴阳两虚,这项指标均普遍降低,当分别给予相应的补气、养阴、气阴双补或阴阳双补的扶正治疗后,上述指免疫学指标治疗前后差异显著。红细胞免疫功能亦是机体免疫系统的组成部分，具有识别、传递抗原、清除免疫复合物、增加吞噬细胞和T细胞功能以及防御感染等作用。红细胞免疫方法已建立了花环法、放免法、酶联法、发光法、血凝法，其中血凝学方法简便，为临床常规检测方法。目前许多资料报道，肾虚、脾虚患者红细胞免疫功能异常。血瘀证红细胞C3b受体黏附功能增强，这种改变使血瘀证血液出现高黏、高聚、高凝状态。红细胞还被证明参与机体抗肿瘤免疫。肿瘤患者红细胞免疫处于全面低下和抑制状态。中药天花粉可增加红细胞免疫黏附功能及膜SOD酶的活性，增强携带清除CLC、消除CLC对T淋巴细胞免疫功能的抑制，降低血清中红细胞免疫黏附因子的活性，增强红细胞免疫黏附肿瘤细胞和促进PMN吞噬肿瘤细胞的能力，故红细胞免疫方法可用于瘀血证、肿瘤的诊断及疗效观察的研究。

（四）病理学实验研究方法

病理学是探讨疾病发生、发展的原因、规律及其功能的专业性学科。中西医结合病理学实验方法，其目的是运用病理学知识分析中医学的病机，探讨各类证的实质，为临床辨证提供客观化的定量、定性指标，运用临床实验研究和动物模型实验研究观察某些病证用药前后其病理的变化规律，为辨证论治及疗效的判断探索规范化的客观指标。

（五）超微结构的实验研究方法

超微结构的研究方法是利用电子显微镜技术研究生物和人体超微结构，使机体局部结构比用肉眼和光学显微镜观察的更加清楚，分析得更加细致，从亚细胞水平上研究病理实质及中医学“证”的病理学基础，将中医学辨证论治从抽象思维阶段推进到实验、验证的现代微观分析阶段。这将有可能使中西医结合的病理研究产生质的飞跃。

（六）膜学实验研究方法

生物膜是由脂质、蛋白质、糖等物质共同组成的一种双分子膜结构，主要包括细胞的作用膜和细胞内的具有多种特定功能的细胞器。生物膜的研究与构成生命现象本质的许多基本问题，如能量转换、代谢的调节控制、细胞识别、免疫、神经传导、细胞癌变等有密切的关系。膜学的实验研究可用于探索中医学“证”的实质，如阴阳学说与环核苷酸（cAMP）的研究。cAMP是体内具有广泛生理作用的一种物质，是整体性功能影响细胞功能的中间枢纽。许多研究证实环核苷酸的变化与中医学阴阳系统关系密切。阴阳学说和环核苷酸对细胞的调节理论都认为，生物通过对两个对立面的相互拮抗和协同，从而达到相对的平衡状态。故膜学研究方法探讨体内 cAMP 的变量,为阴阳学说提供客观的量化指标。

(七)核技术实验方法

核技术主要是核素及核射线的应用。在医学中最常用的是“示踪”方法。核素具有一定的原子核特征,可用专门的仪器鉴别和测量,放射性核素发射出各种射线,可以分别用液体闪烁仪、固体闪烁仪等测量,还可以进行射线的能谱分析和鉴别。核技术用于中西医结合实验研究表现出灵敏迅速、简便易行等特点。可用于中医学“证”实质的研究,中药药理的研究等。本项技术应用于中西医结合实验研究可使研究技术深入到细胞和分子水平。

(八)医学影像学研究方法

正电子断层图(PET)是核医学、生物物理学、示踪动力学和电子计算机图像技术等相关学科综合而产生的医学影像新技术,其基本原理是将某些能发射正电子的示踪核素标记化合物注入体内,利用示踪动力学的数字模型,计算出人体各部位的局部血流量、物质传播速率、代谢速率及神经递质与受体的综合率与分布等。PET 在中西医结合研究中主要用于辨证论治机制的研究、针刺麻醉的研究、气功原理研究、中药药理研究、经络研究等。

二、动物模型研究方法

(一)血瘀证动物模型

1.右旋糖酐造型法

家兔(2.0～2.5 kg),静脉注入 10%高分子右旋糖酐等渗盐水溶液 15 mL/kg,3 分钟推注完毕,10 分钟可形成微循环障碍及血液流变学异常,可维持 12～24 小时。本模型可用于研究活血化瘀药对血液流变学及微循环障碍之血瘀证的防治作用。

2.实验性心肌缺血造型法

犬或大鼠等动物,以线结扎或气囊压迫冠状动脉,或以肾上腺素或垂体后叶素等药物,造成心肌梗死或心肌缺血的血瘀证动物模型。

3.血栓性血瘀造型法

动脉血栓形成法。大鼠,剥离一侧颈总动脉。不锈钢电极直径 1.3 mm,两电极相距离约1.5 mm,刺激前测颈动脉远端表面温度,再以 1.5 mA 直流电刺激 7.5 分钟。在刺激后的60 分钟内,每隔 2 分钟测颈动脉远端表面温度 1 次,24 小时后称重。

4.内毒素造型法

家兔(1.7～2.5 kg 左右)。先观察兔眼球结膜微循环,然后自耳缘静脉注入内毒素(含菌素为每毫升 1.0005×10 个,用量为每千克 5.46×10 个)。注入 4 小时后观察微循环血液状态、红细胞凝集状态及渗血情况,可发生血瘀现象。家犬(8～15 kg),分离双侧股动脉,一侧用来测量血压,一侧注入内毒素(剂量为每千克 3.852×10^{9}个,体积为 0.5 mL/kg),注射毒素前、注入后5 分钟、1 小时,5 小时分别记录血压,并抽血作凝血及生化检查,均有改变,血流动力降低,产生 DIC 现象,产生急性血瘀状态。

5.气虚致血瘀造型法

大鼠(180～220 g),分 3 组,大黄组用 200%大黄水煎剂 2 mL/100 g,泼尼松组用泼尼松水溶液 4 mg/100 g,游泳劳损组,将大鼠放入 4.3±0.5 ℃水温、深 35 cm水槽中游泳,当全组 50%出现下沉时,停止游泳,3 组造模分别造成脾气虚、肾阳虚及气虚,而导致血液流变性的改变。

6.肝气郁结和寒凝造型法

大鼠(200～300 g),以 0.1%肾上腺素 0.2 mL 皮下注射,每天 2 次,在其间进行 1 次冷刺激(冰水浸泡 5 分钟)。在处置 1 或 2 天后,血液增黏增浓、易凝,模型即成。

(二)虚证病理模型

1.阳虚证模型

(1)氢化可的松造型法:雄性小鼠(25～35 g),以醋酸氢化可的松 0.5、0.75、1.0 或 1.25 mL,肌内注射。连续 8～10 天,可出现体重下降,代谢降低,畏寒、肢冷等阳虚症状。

(2)氟美松造型法:雄性小鼠(22～26 g),给小鼠肌内注射氟美松 100 mg/kg,连续 6 天,出现阳虚症状。末次给药后 24 小时处死。

(3)他巴唑造型法:雄性小鼠(7～8 周龄)。以 0.03%他巴唑溶液代替饮水,每天 2 mL,连续 2～3 月即可出现甲低阳虚症状。

(4)甲状腺切除造型法:大鼠(100～150 g)。切除大鼠双侧甲状腺,模拟甲状腺功能减退,造成大鼠肾阳虚症状。于手术后 6～8 周用于实验。

(5)脾肾阳虚造型法:雄性小白鼠(22～27 g)。日龄 30～35 天,采取每只小鼠单独自食喂养法,每天分次定时供给造影饲料(每 3 g 正常饲料相当于 1 g 生大黄的煎出液)。每天观察小鼠的动态、体征、食量、大便及体重变化,测定活动力、耐寒力及免疫功能的变化。小鼠出现腹泻、脱水及腹胀、大便及体重变化,测定活动力、耐寒力及免疫功能的变化。小鼠出现腹泻、脱水及腹胀、形体消瘦、乏力、畏寒、毛枯、腰背疲惫等症状。

2.阴虚证模型

(1)甲亢型阴虚造型法。用甲状腺素+利血平法:雄性小鼠(20～30 g)。以甲状腺素 3 mg、利血平 0.02 mg 灌胃,连续 6～10 天,即出现体重下降、瘦小、躁动不安、情感下降等表现。

(2)糖皮质激素过多阴虚造型法:用醋酸氢化可的松模型,小鼠(7～8 周龄),以醋酸氢化可的松 1.25 μg,肌内注射,连续 4 天,于实验前 5～15 分钟皮下注射异丙肾上腺素 0.09～0.20 g,可使血浆 cAMP 峰值明显升高,并出现阴虚症状。

(3)热性中药造型法:雌性小白鼠(27～35 g)。用附子 10 g、肉桂 10 g、仙茅 10 g、仙灵脾10 g,加水适量,文火煎 10 小时,煎至 40 mL。每只小鼠每天喂 100%热性中药 1 mL。连续 7 天小鼠出现阴虚症状,如体重下降,竖毛少动,精神不振等。

(三)寒热证动物病理模型

1.寒证造型法

雄性大白鼠(170～210 g)。首先每天腹腔内注射三联疫苗(白喉、百日咳、破伤风)1 mL,每天 1 次,共 2 次;然后用寒凉药水煎剂(龙胆草 12 g、黄连 12 g、银花 10 g、石膏 20 g 制成 100%水煎剂)灌胃,每次 2 mL,每天 2 次。给药10 天后开始有心率减慢,尿量增多,尿内肾上腺素及17-羟皮质类固醇排出减少。

2.热证造型法

雌性大鼠(180～220 g)。以两种方法造模。热 1 方为附子、干姜、肉桂、党参、黄芪、白术,按 1∶2∶1∶1∶1∶0.6 制成 100%煎剂。热 2 方用附子、干姜、肉桂,按 1∶1∶1 制成 150%煎剂。每天灌胃 4 mL,热 1 方连续 3 周,热 2 方连续服 2 周。结果热 1 方组表现心率加快,饮水量增多,尿 17-羟皮质类固醇和儿茶酚胺升高;热 2 方组各项指标略升高,耗氧明显增多。

(四)热毒证动物病理模型

1.阳证疮疡造型法

健康豚鼠(或其他实验动物)。在易观察部位切深达皮下长约 1 cm 的切口,于伤口内滴注用比浊法配制成的每毫升含 5 亿左右金黄色葡萄球菌,每天观察伤口情况。疮疡造成后局部见红、肿、热、触痛,并有白细胞计数增多等全身变化。其变化一般属于热毒壅盛、气血凝滞的阳证。

2.急腹症造型法

腹腔内注射细菌法：兔或健康实验动物，注射前禁食 24 小时，按每千克 5 亿个剂量的细菌液与等量 4%西黄芪胶混合（一般以大肠埃希菌或金黄色葡萄球菌或二者混合物）。每只动物腹腔内注射适量混合液，可在较长时间内进行实验观察。

（五）实验性温病（卫、气、营、血证）动物模型

家兔（2.0～2.5 kg），实验前对每只家兔分别测试有关生理和生化指标，再将从败血症患者培养分离出来的普遍型大肠埃希菌，经过处理（保持细菌毒力），用生理盐水洗下细菌，每毫升含大肠埃希菌 27 亿个（2.7×10^9）。按 0.75 mL/kg 菌液从兔耳缘静脉缓慢推注。兔在染菌后 15～25 分钟，出现类似卫分证候。35～90 分钟出现气分证候，气分阶段可持续 2～4 小时，感染后4～6 小时出现类似营分证候，此阶段可持续 24 小时，血分证候一般在感染 2～12 小时内出现，也有在感染后 90 分钟出现，而后自然死亡。动物感染后血培养均有注入的大肠埃希菌生长，白细胞及血小板计数显著减少。

（六）“里实”模型

狗，选择毒性极强的细菌，经多次复壮，增强致病毒力后，注入阑尾肌层以“助邪”；结扎阑尾根部，并阻断血液循环，削弱机体抗病能力，以“伤正”，术后 24 小时出现症状，拒食，神萎。

（七）风寒湿痹证的病理模型

雄性家兔（2.5～3.0 kg），将家兔在恒温 18 ℃环境中饲养，给以刺激，刺激强度：温度 7 ℃±3 ℃、相对湿度 95%±3%、风力 6 级；刺激 16 小时；方式：间断重复。将家兔双下肢去毛，并蹲放在造模箱内，打开喷雾、风扇、半导体体温湿度电源，调谐至强刺激，持续刺激 8 小时后，单笼饲养11 小时，再重复刺激，此过程中给以饲料、风寒。湿寒造模时，前者关闭喷雾源，后者切断电源，造模时间 27 小时，出现肢体疼痛、重着、无力、麻木等痹证表现。

（八）“脉微欲绝”病理模型

雄性猫（1.9～4.1 kg）。用乌拉坦麻醉至外科麻醉期，经气管插管接人工呼吸器，然后给开胸的猫静脉缓慢注射 3%戊巴比妥钠溶液，按 0.25～0.50 mL 剂量给药，必要时增加剂量，使心肌收缩力极度减弱，接近停跳状态，血压降至 1.33 kPa（10 mmHg）左右，股动脉搏动微弱，几乎不能触及。

(九)肺虚痰阻动物模型

采用SD大鼠,小白鼠,分别给予SO烟熏,氨水刺激连续造模30天,结果出现咳嗽、气急、精神不振、倦卧食减、缓慢、竖毛、鼻部潮湿等表现,肺部有不同程度气肿及瘀血,气管、支气管黏膜红肿,分泌物增多,其病理变化符合中医痰阻之象。

(十)太阴病动物模型

采用大黄、大承气汤、零度冰冷水,灌服大鼠,造模9天,大多数动物36小时后出现腹泻、大便稀、便次增多、捧腹、伏卧、闭目竖立、少食厌食、腹部膨胀、四肢足趾及尾部发凉,饮水量减少,耐寒功能下降,与太阴病"下利"、腹满、食不下、口不渴、手足不温等症比较符合。肠功能指标明显异常,经投理中汤、四逆汤,上述诸症很快消失,体温恢复正常。

第三节　中西药物相互作用机制

中西药物相互作用可发生在药物的吸收之前、体内转运过程中,亦可发生在体内生物转化及排泄过程中,或体外配伍变化等方面。可概括为下述三类。

一、中西药物相互作用的药物动力学变化

相互作用的药物动力学变化指中药(或西药)能使西药(或中药)体内过程(即药物的吸收、分布、代谢和排泄)一个或多个环节发生变化,从而影响药物(中药或西药)在体内的浓度,必然在药效方面产生一定程度的变化。现依其机制分述如下。

(一)中西药物相互作用对吸收的影响

中西药物在胃肠道吸收速度和吸收过程均受药物相互作用的影响,影响因素有胃肠道酸碱度的变化、胃肠蠕动、胃排空时间的长短及在胃肠内发生螯合、吸附作用等。

1.胃肠道酸碱度的变化

大多数药物在胃肠道是经过被动转运方式吸收,遵循药物跨膜简单扩散规律,即非解离型易跨过生物膜吸收,解离型则不易吸收。解离型的多少又受胃肠

道酸碱度的影响。一般来说，弱酸性药容易在胃中吸收，因其在胃酸性环境中非解离型部分多。而弱碱性药物在胃酸性环境中解离型部分极多，故不易吸收，需在碱性的肠道才能吸收。抗酸中成药陈香露白露片（含甘草、陈皮、大黄、木香、氧化镁、碳酸镁、次硝酸钠、碳酸氢钠等，呈碱性）或乌贝散，可提高胃肠道 pH，若与弱酸性药物同服，由于弱酸性药（阿司匹林等）在碱性环境中解离型部分增多，则吸收减少；但若与弱碱性药物（奎宁、氨茶碱等）同服，则有利于其吸收。此外，胃肠道酸碱度的改变，亦影响药物溶解速度，干扰药物的吸收。有时溶解速度的影响比解离度的影响更突出。例如，弱酸性药物阿司匹林与中成药大黄苏打片（大黄、碳酸氢钠）合用，则吸收更快，起效迅速，因碳酸氢钠可增加阿司匹林的溶解速率，促进胃排空和肠吸收。弱碱性药四环素与抗酸中成药陈香露白露片合用，则减少其吸收。因四环素在 pH 1～3 时，溶解度最大，在 pH 5～6 时溶解度的 100 倍。陈香露白露片服后可使胃液 pH 上升至 4，从而妨碍四环素的完全溶解，不溶的四环素进入小肠（pH 5～6），仍不利于溶解，于是相当部分的药物（约 50%）因不溶解而不能吸收，故药效降低。

2.胃肠蠕动和胃排空时间的变化

胃肠蠕动和消化液的分泌是药物吸收的重要条件。胃肠蠕动增加，内容物停留时间缩短，减少某些药物的吸收；反之，胃肠蠕动减慢，使胃内容物停留时间延长，可增加某些药物的吸收。例如，地高辛与中成药华山参片合用，后者具抗胆碱作用，抑制肠蠕动，可增加地高辛肠内停留时间，增加药物与肠黏膜接触时间，因此，能促进难溶性地高辛的吸收。相反，与中药大黄、番泻叶（或大承气汤、麻仁丸等）等泻药合用，则由于胃肠蠕动加快，使地高辛不能充分溶解，从而吸收减少，血药浓度降低。缩短胃排空时间的药物能使胃内药物提早进入小肠吸收；反之，则会延缓吸收。抗胆碱中成药洋金花片，可延长胃排空，故能降低西药的吸收速度。

3.形成螯合物或复合物

四环素类抗生素与含钙、镁、铝及铁等二、三价金属离子中药（石膏、代赭石、海螵蛸、赤石脂、滑石、磁石、自然铜、明矾、瓦楞子、龙骨、石决明、牡蛎、阳起石、蛤壳等）、中成药（防风通圣丸、牛黄上清丸、牛黄解毒丸、鹭鸶咳丸、明目上清丸、白金丸等）及汤剂（白虎汤、桂甘龙牡汤、旋覆代赭汤）等同时服用，易形成不溶解的螯合物，使吸收减少，血药浓度下降，并增加对胃肠道的刺激。据报道强力霉素、甲烯土霉素与铁剂同服，血药浓度下降 80%。因此，中成药绛矾丸（主药绛矾的主要成分为硫酸亚铁）与四环素类抗生素应间隔 3 小时服用，但强力霉素因为有肝肠循环，即使分开服用仍会发生相互作用，故不宜合用。四环素类、铁剂（硫酸亚铁等）、钙剂（氯化钙等）、银剂（矽炭银）、钴剂（氯化钴、维生素 B_{12}）、生物碱（奎宁等）、苷类（洋地黄类强心苷）等，与含鞣质的中药（大黄、五倍子、诃子、虎杖）、中成药（虎杖浸膏片等）及汤剂（大承气汤、养脏汤等）同服，可结合生成鞣酸盐沉淀物，不易被吸收。维生素 B_1 与含鞣质中药同服，两者可以永久地结合，使其从体内排出失去疗效。

(二)中西药物相互作用对分布的影响

中西药物合用可影响相互的体内分布，从而使疗效增强或减弱，甚至产生毒副反应。例如，氨基糖苷类抗生素（链霉素、卡那霉素、庆大霉素、新霉素等）与中药硼砂（碱性，可碱化尿液）及含硼砂中成药（如痧气散、红灵散、行军散等）合用，能使前者排泄减少，抗菌作用增强，并可增加脑组织中药物浓度，使耳毒作用增强。如长期合用，可产生前庭功能紊乱毒性反应，形成暂时性或永久性耳聋。理气中药枳实，与庆大霉素合用于胆道感染时，由于枳实能松弛胆总管括约肌，可使胆道内压下降，从而大大升高胆道内庆大霉素浓度，疗效提高。

(三)中西药物相互作用对代谢的影响

大多数中西药物在肝脏代谢，降解为水溶性强的，通常是无活性的代谢产物，易于从肾排出。中药或西药抑制或增强肝微粒体酶的含量和活性，对体内许多物质的代谢，作用时间和作用强度均有影响。

1.酶的诱导

肝微粒体酶是混合功能氧化酶系统（下简称肝药酶），专一性较低，而且活性易受一些中西药物的影响。使其活性增强的药物称为肝药酶诱导剂。西药巴比妥类、水合氯醛、格鲁米特、灰黄霉素、保泰松、苯妥英钠等反复服用，可使肝药酶活性增加。其原因是由于使微粒体细胞色素 P-450 酶蛋白合成增多，以及此酶的破坏速率降低。结果不但使诱导剂代谢加速，而且也加速许多药物或机体内源性物质（如氢化可的松、性激素、胆红素等）的转化，使它们的半衰期缩短，血中浓度降低，药效减弱。中药生甘草亦是肝药酶诱导剂。实验研究表明，生甘草可使小鼠肝匀浆细胞色素 P-450 含量明显提高，使异戊巴比妥钠诱导的小鼠睡眠时间明显缩短。当生甘草及其制剂与部分西药（巴比妥类、苯妥英钠、安替比林、降糖灵、胰岛素、双香豆素、华法林等）合用，有可能使后者代谢加速，半衰期缩短，药效减弱。亦可能使合用的三环类抗抑郁药（丙咪嗪、去甲丙咪嗪、阿米替林、多塞平）代谢产物增多，可增加其不良反应。

2.酶的抑制

某些药物可通过抑制肝药酶的活性或竞争同一酶或辅酶而改变其他药物的代谢。使肝药酶活性降低的药物称为肝药酶抑制剂。例如，西药氯霉素、西咪替丁、华法林、异烟肼、对氨基水杨酸、阿司匹林、利他林和口服避孕药等，均能使肝药酶活性降低。可使某些药物代谢延缓，血中浓度升高，半衰期延长，疗效提高，也可发生严重的毒性反应。据报道，中药补肾复方(黑附片、生熟地、补骨脂、淫羊藿、菟丝子、山药)汤剂的大、中、小三种剂量皆对大鼠肝药酶有抑制作用，均能明显地延长安替比林血浆半衰期；大、中剂量都能抑制小鼠肝药酶而减缓戊巴比妥钠的代谢速度，明显地延长小鼠睡眠时间。西药优降宁、痢特灵、异烟肼等对单胺氧化酶有抑制作用，能延缓巴比妥类、吩噻嗪类及口服降血糖药代谢。高血压患者服优降宁期间，不宜合用中药麻黄及含麻黄的中成药(麻杏石甘片、解肌宁嗽丸、哮喘冲剂等)或汤剂(麻杏石甘汤、小青龙汤、麻黄汤等)，因优降宁可抑制体内单胺氧化酶，使去甲肾上腺素、多巴胺、5-羟色胺等单胺类神经递质不被破坏，而贮存于神经末梢中。中药麻黄所含麻黄碱能发挥似交感胺作用，促使贮于神经末梢中的去甲肾上腺素、多巴胺、5-羟色胺大量释放。因此，可使血压升高，严重者可出现高血压危象，甚至脑出血。

有少数药物具有双向作用，既是肝药酶诱导剂，又是酶的抑制剂。例如，西药格鲁米特和羟基保泰松，在用药的起初阶段呈酶抑作用，其后在连续剂量下呈酶促作用。这两种药物在环己巴比妥的代谢作用中起上述作用。中药补肾复方汤剂大、中剂量对小鼠肝药酶有抑制作用，而小剂量则有诱导作用，说明补肾复方汤剂对小鼠肝药酶亦有双向作用，且与剂量有关。

(四)中西药物相互作用对肾脏排泄的影响

药物及其代谢产物主要经肾脏排泄出体外，排泄方式为肾小球滤过，肾小管细胞对滤过液中药物的重吸收和肾小管细胞对药物的主动排泄。

大多数弱酸性或弱碱性西药均以解离型或非解离型两种状态存在于肾小管滤液中，脂溶性高的非解离型药物易透过肾小管上皮细胞膜的类脂质层，所以它们易被肾小管重吸收而排泄较慢。反之，水溶性高的解离型药物难于透过肾小管上皮细胞膜的类脂质层，则不易被肾小管重吸收而排泄较快。肾小管内尿液的酸碱度对药物的解离有明显影响。许多中药及其制剂能酸化或碱化肾小管内尿液，从而影响西药的解离，使其重吸收增加或减少，可致排泄较慢或较快。

酸性中药(如硇砂、乌梅、山楂、女贞子、山茱萸、五味子等)、中成药(大山楂丸、保和丸、乌梅安胃丸、五味子丸等)谈及汤剂(养心汤、地黄饮子、安蛔汤、九味散、生脉散)等可酸化尿液,增加酸性西药(呋喃啶、对氨基水杨酸、阿司匹林、水杨酸钠、吲哚美辛、磺胺、青霉素、先锋霉素、苯巴比妥、苯妥英钠等)在肾小管的重吸收,提高血浓度。据报道,山楂(生山楂 150 g,煎液,每天服3次,每次500 mL)煎剂口服可使尿液酸化,pH 在 4.5～5.5 之间,其治疗肾盂肾炎有一定疗效。与呋喃啶合用可产生协同和增效作用,因为呋喃啶在尿液呈酸性时比在碱性环境下杀菌力增强 100 倍。

中药硼砂为含水四硼酸钠。口服用于尿道杀菌,特别尿为酸性时,可使之成碱性。由硼砂组成的中成药(红灵散、痧气散、行军散、通窍散等)及其他碱性中成药(肝胃气痛片、陈香露白露片、胃乐片、胃散、健胃片、龙胆合剂等)等皆可碱化尿液,可增加酸性西药(药物同上)的排泄,减少其重吸收,降低疗效。但磺胺类与碱性中药同服,可防止在尿中析出结晶。

二、中西药物相互作用的药效学变化

中西药物相互作用的药效学,包括中西药物相互作用发生的药物作用部位,它们可改变效应器官对相同浓度药物的敏感性,表现在同一受体部位或相同的生理系统上作用的相加、增强或拮抗。就拮抗作用来说,有第一种药的作用被第二种药物减弱、取消(1＋1＜1);相加(1＋1＝2);增强(1＋1＞2)。

(一)相同受体上的中西药相互作用

在相同受体上的相互作用,受受体激动剂和受体阻断剂间的拮抗作用影响。例如,中成药洋金花片、华山参片的主要成分为东莨菪碱、莨菪碱及阿托品等,可拮抗M-胆碱受体激动剂,中药鸦片主要成分有吗啡,故纳洛酮可拮抗鸦片的作用。药物还能改变受体的敏感性,例如,长期服用胍乙啶后使肾上腺素受体敏感性增高,去甲肾上腺素的升压反应大为增强,此种情况类似于"去交感神经后的增敏"现象。

(二)在生理系统的中西药物相互作用

该作用属于这类的药物在合用时可产生效应的减低或增强。例如,催眠药的作用为中药药酒所含的乙醇增强。

(三)在肾上腺素能神经末梢的中西药物相互作用

如果中药和西药利用同一转运机制,那么中药(或西药)会影响西药(或中药)的摄取和转运,因而阻止其达到作用位置。如中药麻黄及其制剂等含麻黄碱,可与胍乙啶竞争胺泵而阻止其进入肾上腺素能神经元,从而使胍乙啶的降压作用逆转。

(四)在中枢神经系统的中西药物相互作用

中药麻黄及其制剂常用于哮喘,疗效较好,但有中枢兴奋作用(麻黄碱易引起失眠),与中枢神经系统抑制药(如巴比妥类)合用,则中枢作用相互拮抗。中药麻醉时,中药洋金花所含主要有效成分东莨菪碱可拮抗哌替啶的呼吸中枢抑制作用。氨基糖苷类抗生素可增强和延长中药制剂汉肌松的作用。

(五)在肾脏的中西药物相互作用

保钾利尿药安体舒通、氨苯蝶啶与富含钾的中药(如昆布、旱莲草、青蒿、益母草、五味子、茵陈、牛膝等)或汤剂(如柴朴汤、人参养荣汤等)合用,易诱发高钾血症。

(六)在心脏的中西药物相互作用

在临床实践中,最重要的中西药物相互作用的例子之一是中药甘草与强心苷类药物(洋地黄毒苷、地高辛等)合用,可使强心苷中毒率增加。因长期小量或大量口服甘草及其制剂可引起低血钾,从而增强 Na^{+}-K^{+}-ATP 酶的阻断,禁忌两药的合并应用或通过补充钾储备来拮抗这个作用是重要的。

三、中西药物的物理或化学配伍禁忌

当中西药物(各 1 种或 2 种以上)混合于输液瓶中或同一注射器内时,中西药物之间或中西药物与液体之间可发生物理的或化学的配伍禁忌,而呈现混浊、沉淀、变色、变质等改变。有的外观正常,但药物的活性却降低或消失,而这种“灭活”作用通常为临床所忽视。例如,细胞色素 C 与中药丹参注射液稀释在同一溶液中静脉滴注,可产生螯合反应,生成丹参酚—铁螯合物,能使注射液色泽变深,甚至产生混浊。实验证明,在丹参量小、时间短的情况下,细胞色素 C 与丹参注射液可以配伍使用;如果丹参用量大,则不宜与细胞色素 C 配伍使用。因丹参注射液 12 mL 与细胞色素 C 30 mg 配伍,30 分钟就会出现混浊等变化。

随着中药注射剂的不断发展,临床上将中西药物注射液混合配伍应用亦会增多,中西药物之间发生化学、物理变化的现象必然增加,应予以重视。

第四节　中西医结合辨证方法

一、“证”的概念及证、症、病的关系

“证”是中医学发病学的一个特有的概念,系指机体在疾病过程中所反映出

的，具有时机性的，以临床功能变化为主的整体定型反应形式。它是机体在致病原因及条件的作用下，整体体质反应特征和整体与周围环境之间、脏腑气血之间相互关系紊乱的综合表现。其内容包含对疾病某一发病阶段的病因、病机、病位、病性、病势及症状等内容的病理概括。由于“证”是机体病变的阶段性反映，在外又表现为一定的临床症状，因而易与“病”“症”出现混淆，以至混称。目前，对于三者义界较为一致的认识是“病”，由于内外之邪作用于人体，破坏了人体的动态平衡所产生的异常状态。每个具体的病必然有其具体的病因、病机、发病的特定规律性及一定的转归。“证”，则是疾病各个发展阶段的整体定型反应状态。因而一个病在其不同发展阶段由于内外因素的相互作用，机体可出现多种不同的反应状态。故同样一个疾病在不同患者身上，或在同一患者的不同发病阶段可出现多种不同的“证”，在辨证论治上则出现同病异治。相反，不同的疾病在其各个发病阶段由于内外因素作用于机体，它们可能产生同一反应状态，因而一个“证”又可见于多个病之中，在辨证论治上即所谓异病同治。同病异治和异病同治是建立在以整体观和辨证观分析“病”与“证”关系的基础上的结论。“症”，是患者形体上反映出来的病态，是疾病本质的外在表现，也是“证”与“病”的外在现象。“病”与“证”的本质是通过“症”这一外在现象直接或间接地反映出来，临床也正是通过“症”这一外在现象去把握代表疾病本质的“证”或“病”的。由此可见，“病”“证”“症”三者的关系为：均统一在人体病理变化的基础上，“病”与“证”都是对疾病本质的揭示，区别在于“病”是对疾病全过程的特点与规律所做的病理性概括，揭示了疾病全过程的根本性矛盾；“证”是对疾病某一发病阶段的本质反应的概括，为疾病阶段性临床的主要矛盾，而“症”只是“病”与“证”的外在现象。从中西医临床辨病与辨证相结合的角度来讲，“病”的症和“证”的症又是建立在西医与中医学基础理论之上的，反映“病”与“证”本质的形势化医学术语。

二、“证”的客观性

“证”是机体对致病因素的整体功能反应状态，这种反应状态是发生在一定的形态结构和物质基础之上的。中医学从功能反应的定型形式把握“证”的本质，西医临床是从形态和物质的测定来把握病的本质的。功能辨证虽然能够认识证的本质和个体间病变反应的差异性，但由于在辨证标准方面缺乏客观的、精密量变标准，而使辨证的准确性和可重复性较差，这是与现代科学研究要求的主要差距，如果应用实验方法为功能辨证增加一个或多个量化指标，必将大大提高中医学临床的辨证水平。这也是中西医结合辨证研究的重要课题之一。近年来，证的实质研究得到迅速发展，已从过去简单的生理、病理方法，发展到当代从免疫学、分子生物学、微量元素等方面进行探讨研究，虽然尚未形成“证”的规范化、标准化的量化指标，但研究发现了大量的关于证的形态和物质的量化指标，为“证”的实质研究打下了基础。如八纲中寒、热、虚、实这四种基本证型，都具有相应的客观的物质基础。

(一)寒证

病理变化可见神经功能处于抑制状态，副交感神经活动增强，基础代谢率低下等。病理形态改变可见慢性炎症、贫血性血液循环障碍等病理形态改变。血生化可见儿茶酚胺类排出量明显减少。

(二)热证

病理变化可见高级神经过度兴奋，交感神经紧张度上升，基础代谢率升高。儿茶酚胺类排出量明显增多。病理形态改变可见急性炎症、充血性血液循环障碍等。

(三)虚证

神经功能低落或抑制，副交感神经紧张度上升(非保护性)，基础代谢率降低。免疫功能及能量代谢降低。病理形态可见内分泌腺变性，甚至各器官细胞变性。微量元素血清锌(Zn)值下降，毛发中钴(Co)下降。

(四)实证

神经功能一般较好或过度兴奋，交感神经紧张异常上升，基础代谢值增高。可见有急性炎症、肿瘤、瘀血等病理形态改变。

(五)虚证举例

(1)肾虚证：血生化可见血浆睾丸酮降低。血清铬(Cr)值下降。肾阳虚证24小时尿17-羟皮质类固醇含量降低。细胞免疫功能低下。垂体-肾上腺皮质系统兴奋低下。

(2)脾虚证：胃蛋白酶、胰淀粉酶活性低下，血清蛋白减少。血清淀粉酶降低。胃酸分泌低下，尿中木糖排泄率和血清胡萝卜素浓度降低。脾气虚证淋巴细胞电泳能力明显降低，微量元素锌(Zn)含量下降，铜(Cu)含量明显增高。

(3)阳虚证：环-磷酸腺苷(cAMP)和环-磷酸鸟苷(cGMP)的比值低于正常人。微量元素血溴(Br)明显降低；血铜(Cu)明显升高。

(4)阴虚证：微量元素变化主要是血清铁(Fe)及血清铜(Cu)的明显升高。

三、辨病与辨证相结合的研究思路

(一)中西医结合辨证方法研究的意义

1.充分认识坚持辨证原则性的临床意义

辨证是中医学基础理论的精髓,是中医学临床揭示疾病本质的、独特的临床诊断方法。辨病与辨证相结合是中西医结合的最大结合点,这一结合使中西医学的优势互补得以充分体现。中医学所辨之"证",是机体对致病因素的整体反应状态。由于病体个体素质的差异性,对同一病因的同一疾病,每一个体将出现不同的反应状态,从而出现不同的证型,即所谓一病多证。例如同一次流行的感冒患者中,有的属风寒证,有的属风热证,有的属暑湿证。又如胃溃疡一病,在不同的患病个体中,则有脾胃虚寒、肝胃郁热、湿热蕴脾等不同证型。一病多证,是临床医师通过四诊及相应脉证而揭示出来的,并非理论上的虚构。近年来对于证的客观化研究发现,证在体内存有病变的客观物质基础,而这些物质有望可以作为精密的量化指标成为证的临床可控制判断指标。中医学临床辨证施治的疗效在于把握了患病个体能反映疾病本质的证,并对证论治,即应用不同的方法解决不同的矛盾。与西医临床对同一疾病的不同个体囿一方而千篇一律相比较,显然,辨证才是真正符合人体疾病发生发展规律的。从此意义来讲,临床辨证既是中医学诊断的优势,也是西医诊断的缺陷。中西医学诊断方法的差异性,存在着优势互补的先决条件,这种优势互补,为中西医结合获得最佳疗效奠定了基础。中西医结合的临床实践证明,坚持辨证的原则性,既能从生物学角度提示疾病发病的规律性,又能从病体整体上把握疾病本质。这就是研究中西医结合辨证方法的真正意义所在。

2.中西医结合辨证方法形成的可能性和必然性

中西医学是同一研究对象的两套理论体系,可以说是殊途同归,在理论上两者各有其长短。中医学的缺点是其宏观指导下的辨证缺乏客观的精密的量化指标。数学是科学的母亲,在数字化、信息化尖端技术垄断科技阵地的今天,这一缺陷是长期阻碍中医学基础发展的根本原因。西医的医学观点是还原论,方法是分析方法,它是从微观的角度还原事物的本来面目的基本成分。但它的缺点是缺乏整体观念和辨证方法,把有血有肉、有思维有感情的完整的病体,单从一两项微观量化指标判断病变本质,则难以确切反映患病个体真正的病变本质,是违背人体生命与疾病发生发展规律的。从以上中西医两家医学观点和方法论的分析看出,中医的长处正是西医的短处,中医的短处又正是西医的长处,说明中西医两套理论体系具有较好的互补性，这种优势的互补，带来中西医结合辨证方法形成的必然性和可能性。

3.认清使命、增强科研意识，促进中西医结合辨证方法的日臻完善

随着医学科学的飞速发展和当代医学模式的转变，中西两套理论体系都获得了显著的发展，同时也面临巨大的挑战，中西医两家理论体系的弊端都日益暴露出来。当代科学的迅速发展，要求中医学理论从技术上和研究领域上都要与时代同步，要大量吸收和移植当代自然科学的先进技术和手段，来充实和完善自己的理论体系。当代医学模式由生物医学模式向生物—心理—社会医学模式的转变，要求西医医学观和方法论从心身一体化的系统观点来研究病体，在这种特定的历史时期，作为中西医结合学要不负使命，抓住机遇，充分发挥中西医的优势互补，把中西医结合辨证方法的研究不断推向新的水平。中西医理论上的融会贯通，并非一朝一夕之事，必须要通过长时期的相互移植和渗透过程，这预示着中西医结合科研人员任重而道远。

(二)中西医结合辨证方法的研究思路与方法

1.坚持辨病与辨证相结合的原则性

由于中医学临床自身就存在辨病与辨证的结合，中西医结合临床所讲的辨病与辨证相结合自然是指西医学辨病与中医学的辨证相结合。辨病与辨证相结合这是中西医临床最大、最好的一个结合点，好就好在这样一个双重诊断能最大限度地发挥西医精确的临床诊断和中医辨证论治的两方优势，成为社会公认的一种诊断模式和临床治疗的指导性原则。缺少了临床辨证方法，中药方剂的应用就无所适从，临床治疗就成为中药西用。近年来中西医结合临床的实践证明，辨病与辨证的结合确实为中西医结合临床治疗疑难病证奠定了理论基础，使许多西医或中医单方面难以解决的疾病在治疗上都获得了巨大成功，而且这个成效并非西医与中医相加之和，甚至出现中西医几种方案相乘的积的效应，充分显示了辨病与辨证这一双重诊断理论指导下治疗的巨大优势。许多疾病的临床实践还证明辨病与辨证相结合指导下的临床用药，中西药可最大限度发挥其相辅相成、相互制约的协同作用。最大限度地发挥其增效减毒的整体作用。例如，对慢性肾小球肾炎、肾病综合征的治疗，西医激素疗法临床缓解率达 45%，中药 38%，而中西医结合治疗的缓解率高达 82%。辨证指导下的中药与激素形成相辅相成、相互制约的协同作用，例如，为最大限度地增效减毒，根据激素的疗效和毒副作用，中医学临床把激素看作为纯阳之品，在大量应用激素出现肾阴虚阳亢的证候，临床治疗以滋补肾阴为主，应用左归饮；在病情缓解撤减激素阶段，由于

内源激素的相对不足而出现肾阳虚的证候，这时则以温补肾阳的治法应用右归饮。在中西医结合肿瘤治疗方面，主要方法是化疗加中药，而化疗的毒副作用是临床的一大难题，其突出的表现为骨髓抑制和胃肠反应，当前配合化疗增效减毒的最有效方法是中药辨证论治。国外尚未有一种药能比中药辨证施治疗效高。这些范例均是坚持辨病与辨证相结合这一原则的结果。

2.坚持功能辨证与形态辨证的统一

功能辨证是指以中医学生理活动为依据的临床证候辨证，形态辨证是指以西医解剖学为依据的病理结构辨证。功能辨证与形态辨证相结合就是将传统中医证候辨证方法与现代医学形态辨证方法结合起来，以便从病体功能变化和内在形态变化两方面确切把握病变本质。传统中医学辨证是以整体功能变化所致证候为依据提示病变本质的，但人体的功能是以内部形态为物质基础的，不注重形态学的变化，则很难确切把握疾病根本性质。中西医结合辨证方法应全盘接受现代解剖学，建立中西医结合辨证方法的形态学指标，针对疾病的形态学变化，在辨证的基础上进行形态学病变的临床研究。在未找到可靠的形态学指标或形态学指标不完善，不能足以反映疾病实质时，临床辨证论治时，至少可以把疾病形态学变化作为治疗方案的一个因素加以考虑。

3.促进宏观辨证与微观辨证的有机结合

传统中医学辨证方法由于缺乏精密的客观的量化指标，决定了中医学临床仍停留于临床经验医学的水平上，临床诊断指标及科技成果的可操作性、可重复性很差，教育周期也较长，这是阻碍中医学发展的致命性缺陷。中医学临床所辨证型具有其相应的形态学、生物学物质基础，将这些与证相关的病变物质量化，将为临床辨证提供可靠的可控制指标。

4.促进中西医结合辨证方法的标准化、规范化

传统中医辨证方法的判断标准，目前仍停留在临床经验医学的水平上，辨证指标不能标准化、规范化，各临床医师间对同一疾病辨证结果差异性很大，临床医疗和科学技术成果可重复性差，难以达到社会化，故辨证的标准化、规范化问题亟待解决。首先要解决以下问题：①制定统一的证型与证名。证型是指机体对某一疾病常见的普遍的反应状态，证名则是这些证型的名称，证名应达到规范、统一，名称和内涵相符。如脾阴虚一证就欠规范，各教科书说法不一。②制定规范的诊断标准。具体要求应达到：A.整体定性，即以八纲为依据为证定性；B.宏观定性，即以脏腑、气血、经络为依据，反映疾病的部位；C.明确主证与次证；D.脉症合参；E.增加现代医学理化手段，增加精密量化指标。

第二章 神经内科疾病

第一节 面肌痉挛

一、概述

面肌痉挛又称面肌抽搐，以一侧面肌阵发性不自主抽动为表现。发病率约为 64/100 000。

二、病因与病理生理

病因未明。多数认为是面神经行程的某一部位受到刺激或压迫导致异位兴奋或为突触传导所致，邻近血管压迫较多见。

三、诊断步骤

(一)病史采集要点

1.起病情况

慢性起病，多见于中老年人，女性多见。

2.主要临床表现

从眼轮匝肌的轻微间歇性抽动开始，逐渐扩散至口角、一侧面肌，严重时可累及同侧颈阔肌。疲劳、精神紧张可诱发症状加剧，入睡后抽搐停止。

3.既往病史

少数患者曾有面神经炎既往病史。

(二)体格检查要点

(1)一般情况：好。

(2)神经系统检查：可见一侧面肌阵发性不自主抽搐，无其他阳性体征。

(三)门诊资料分析

根据典型的临床表现和无其他阳性体征,可以做出诊断。

(四)进一步检查项目

在必要时可行下列检查。

(1)肌电图:可见肌纤维震颤和肌束震颤波。

(2)脑电图检查:结果正常。

(3)极少数患者的颅脑 MRI 可以发现小血管对面神经的压迫。

四、诊断对策

(一)诊断要点

一侧面肌阵发性抽动、无神经系统阳性体征可以诊断。

(二)鉴别诊断要点

1.继发性面肌痉挛

炎症、肿瘤、血管性疾病、外伤等均可出现面肌痉挛,但常伴有其他神经系统阳性体征,不难鉴别,颅脑 CT/MRI 检查可以帮助明确诊断。

2.部分运动性发作

面肌抽搐幅度较大,多伴有头颈、肢体的抽搐。脑电图可有癫痫波发放,颅脑 CT/MRI 可有阳性发现。

3.睑痉挛-口下颌肌张力障碍综合征(Meige 综合征)

多见于老年女性,双侧眼睑痉挛,伴有口舌、面肌、下颌和颈部的肌张力障碍。

4.舞蹈病

可出现双侧性面肌抽动,伴有躯干、四肢的不自主运动。

5.习惯性面肌抽搐

多见于儿童和青少年,为短暂的面肌收缩,常为双侧,可由意志力短时控制,发病和精神因素有关。肌电图和脑电图检查正常。

6.功能性眼睑痉挛

多见于中年以上女性,局限于双侧的眼睑,不累及下半面部。

五、治疗对策

(一)治疗原则

消除痉挛,病因治疗。

(二)治疗计划

1.药物治疗

药物治疗可用抗癫痫药或镇静药，如卡马西平开始每次 0.1 g，每天 2～3 次，口服，逐渐增加剂量，最大量不能超过 1.2 g/d；巴氯芬开始每次 5 mg，每天 2～3 次，口服，以后逐渐增加剂量至30～40 mg/d，最大量不超过 80 mg/d；氯硝西泮，0.5～6.0 mg/d，维生素 B_{12}，每次 500 μg，每天3 次，口服，可酌情选用。

2.A 型肉毒毒素(BTXA)注射治疗

本法是目前最安全有效的治疗方法。BTXA 作用于局部胆碱能神经末梢的突触前膜，抑制乙酰胆碱囊泡的释放，减弱肌肉收缩力，缓解肌肉痉挛。根据受累的肌肉可注射于眼轮匝肌、颊肌、颧肌、口轮匝肌、颏肌等，不良反应有注射侧面瘫、视蒙、暴露性角膜炎等。疗效可维持 3～6 个月，复发可重复注射。

3.面神经梳理术

通过手术对茎乳孔内的面神经主干进行梳理，可缓解症状，但有不同程度的面瘫，数月后可能复发。

4.面神经阻滞

可用酒精、维生素 B_{12} 等对面神经主干或分支注射以缓解症状。伴有面瘫，复发后可重复治疗。

5.微血管减压术

通过手术将面神经和相接触的微血管隔开以解除症状，并发症有面瘫、听力下降等。

(三)治疗方案的选择

对于早期症状轻的患者可先予药物治疗，效果欠佳可用 BTXA 局部注射治疗，无禁忌也可考虑手术治疗。

六、病程观察与处理

定期复诊，记录治疗前后的痉挛强度分级的评分(0 级无痉挛；1 级外部刺激引起瞬目增多；2 级轻度，眼睑面肌轻微颤动，无功能障碍；3 级中度，痉挛明显，有轻微功能障碍；4 级重度，严重痉挛和功能障碍，如行走困难、不能阅读等)变化，评估疗效。

七、预后评估

本症一般不会自愈，积极治疗疗效满意，如 BTXA 注射治疗的有效率高达 95%。

第二节 三叉神经痛

一、概述

三叉神经痛是指原因未明的三叉神经分布范围内的突发性、短暂性、反复性及刻板性的剧烈的疼痛。本病常见于中年女性。该病的发病率为(5.7～8.1)/100 000。患病率 45.1/100 000。

二、病因与发病机制

三叉神经痛的病因与发病机制目前还不清楚。

(一)周围病变学说

有的学者根据手术、尸体解剖或磁共振血管成像检查的资料,发现很多三叉神经痛的患者在三叉神经入脑桥的地方有异常的血管网压迫,刺激三叉神经根,从而产生疼痛。

(二)中枢性学说

根据患者的发作具有癫痫发作的特点,学者认为患者的病变是在中枢神经系统,是与面部疼痛有关的丘脑-皮质-三叉神经脊束核的刺激性病变所致。

(三)短路学说

三叉神经进入脑桥有一段无髓鞘区,由于受血管压迫等因素的作用,可以造成无髓鞘的神经纤维紧密的结合,在这些神经纤维之间形成假性“突触”,相邻神经纤维之间的传入、传出冲动之间发生“短路”(传入、传出的冲动由于“短路”,而都可以成为传入的信号)冲动的叠加,容易达到神经元的痛阈,诱发疼痛。

三、病理

有关三叉神经痛的病理报道很少。有研究发现,患者的三叉神经节细胞有变性,轴突有增生,其髓鞘有节段性的脱失等。

四、临床表现

(一)发病情况

常见于 50 岁左右的女性患者,男女患者的比例为 1∶3。

(二)疼痛部位

三叉神经一侧的下颌支疼痛最为常见,其次是上颌支、眼支。有部分患者可以累及两支(多为下颌支和上颌支)甚至三支。有的学者提出,如果疼痛区域在三叉神经第一支,尤其是单独影响三叉神经第一支的,诊断三叉神经痛要特别慎重。

(三)疼痛特点

疼痛具有突发性、短暂性、反复性及刻板性的特点。发作前没有先兆,突然发作,发作常持续数秒,很少超过 2 分钟,每次发作的疼痛性质及部位固定,疼痛的程度剧烈,患者难以忍受,疼痛的性质常为电击样、刀割样。

(四)伴随症状

疼痛发作时可伴有面部潮红、流泪、结膜充血。

(五)疼痛的扳机点

患者疼痛的发作常可以由触摸、刺激(如说话、咀嚼、洗脸、刷牙)以下部位诱发:口角、面颊、鼻翼。

(六)诱发因素

因吞咽动作能诱发疼痛,所以可摄取流食。与舌咽神经痛不同,因睡眠中吞咽动作不能诱发疼痛,故睡眠中不出现疼痛发作。温暖时不易疼痛发作,故入浴可预防疼痛发作,也有的患者选择在洗浴中进食。

(七)体征

神经系统检查没有异常的神经系统体征(除刺激"扳机点"诱发疼痛)。

五、诊断与鉴别诊断

(一)诊断

三叉神经痛的诊断根据患者的临床表现,尤其是其发作特点,诊断并不困难。但是要与继发性的三叉神经痛鉴别。继发性三叉神经痛有以下特点:①疼痛的程度常不如原发性三叉神经痛剧烈,尤其是在起病的初期。②疼痛往往为持续性隐痛、阵痛,阵发性加剧。③有神经系统的阳性体征(尤其是角膜反射的改变、同侧面部的感觉障碍及三叉神经运动支的功能障碍)。常见的继发性三叉神经痛的病因有鼻咽癌颅内转移、听神经瘤、胆脂瘤及多发性硬化等(见表 2-1)。

表 2-1　原发性三叉神经痛与继发性三叉神经痛的鉴别要点

鉴别要点	原发性三叉神经痛	继发性三叉神经痛
病因	不明	鼻咽癌颅内转移、听神经瘤、胆脂瘤等
疼痛程度	剧烈	较轻，常为钝痛
疼痛的范围	局限	常累及整个半侧面部
疼痛的持续时间	短暂	持续性痛
扳机点	有	没有
神经系统体征	无	有

(二)鉴别诊断

三叉神经痛还应与以下 5 种疾病鉴别。

1.颞下颌关节综合征

常为一侧面部的疼痛，以颞下颌关节处为甚，颞下颌关节活动可以诱发、加重疼痛。患者张口受限，颞下颌关节有压痛。

2.牙痛

很多三叉神经痛的患者被误诊为牙痛，有的甚至拔了多颗牙。牙痛常为持续性，进食冷、热食品可以诱发、加重疼痛。

3.舌咽神经痛

该病的发作特点及疼痛的性质与三叉神经痛极其相似，但是疼痛的部位有很大的不同。舌咽神经痛的疼痛部位在舌后部及咽部，说话、吞咽及刺激咽部可以诱发疼痛，所以，常有睡眠中疼痛发作。

4.颞动脉炎

常见于老年男性，疼痛为一侧颞部的持续性跳痛、胀痛，常伴有低热、乏力、精神差等全身症状。查体可见患侧颞动脉僵硬，呈“竹筷”样改变。经激素治疗症状可以缓解、消失。

5.偏头痛

此病的发病率远较三叉神经痛的发病率高：常见于青年女性，疼痛发作前常常有前驱症状，主要表现为乏力、注意力不集中、精神差等。约 65%的患者有先兆症状，主要有视觉的先兆，表现为闪光、暗点、视野的改变等。疼痛表现为一侧头部的跳痛，发作以后，疼痛的程度渐进加重，持续数小时到 72 小时。发作时患者常有自主神经功能障碍的表现。

六、治疗

(一)药物治疗

目前,三叉神经痛还没有有效的治疗方法。药物治疗控制疼痛的程度及发作的频率仍为首选的治疗方法。药物治疗的原则为个体化原则,从小剂量开始用药,尽量单一用药并适时注意药物的不良反应。

常用的药物有以下几种。

1.卡马西平

由于卡马西平的半衰期为12~35小时,故理论上可以每天只服2次。常从小剂量开始:0.1 g,2次/天,3~5天后根据患者症状控制的程度来决定加量。每次加0.1 g(早、晚各0.05 g),直到疼痛控制为止。卡马西平每天的用量不要超过1.2 g。

卡马西平常见的不良反应有头晕、共济运动障碍,尤其是女性发生率更高。长期用药要注意检测血常规及肝功能的变化。此外,卡马西平可以引起过敏,导致剥脱性坏死性皮炎,所以,用药的初期一定要观察有无皮疹。孕妇忌用。

卡马西平是目前报道的治疗三叉神经痛的有效率最高的药物,其有效率据国内外的报道可70%~80%。

2.苯妥英钠

苯妥英钠也可以作为治疗三叉神经痛的药物,但是有效率远较卡马西平低。根据国内外文献报道,其有效率为20%~64%。剂量为0.10 g,口服,3次/天。效果不佳时可增加剂量,通常每天增加0.05 g。最大剂量不超过0.60 g。

苯妥英钠的常见不良反应有头晕、共济运动障碍、肝功能损害及牙龈增生等。

3.托吡酯(妥泰)

托吡酯为一种多重机制的新型抗癫痫药物。近年来,国内外有文献报道,在用以上两种经典的治疗三叉神经痛的药物治疗无效时,可以选用该药。通常可以从50 mg,2次/天开始,3~5天症状控制不明显可以加量,每天加25 mg,观察3~5天,直到症状控制为止。每天的最大剂量不要超过250~300 mg。

托吡酯的不良反应极少。常见的不良反应有头昏、食欲下降及体重减轻。国内外还有报道,有的患者用药以后出现出汗障碍。

4.氯硝西泮

通常作为备选用的药物。4~6 mg/d。常见的不良反应为头昏、嗜睡、共济运动障碍,尤其在用药的前几天。

5.氯甲酰氮草

300 mg/d,分 3 次餐前 30 分钟口服,无效时可增加到 600 mg。该药不良反应发生率高,常见的不良反应有困倦、蹒跚、药疹和粒细胞计数减少等。有时可见肝功能损害。应用该药治疗应每2 个月进行 1 次血液检查。

6.中(成)药

如野木瓜片(七叶莲),3 片,4 次/天。根据临床观察,该药单独使用治疗三叉神经痛的有效率不高,但是可以作为以上药物治疗的辅助治疗药物。此外,还有痛宁片,4 片,3 次/天。

7.常用的方剂

(1)麻黄附子细辛汤加味:麻黄、川芎、附子各 20～30 g,细辛、荆芥、蔓荆子、菊花、桃仁、石膏、白芷各 12 g,全虫 10 g。

(2)面痛化解汤:珍珠母 30 g,丹参 15 g,川芎、当归、赤芍、秦艽、钩藤各 12 g,僵蚕、白芷各10 g,红花、羌活各 9 g,防风 6 g,甘草 5 g,细辛 3 g。

(二)非药物治疗

三叉神经痛的“标准(经典)”治疗为药物治疗,但有以下情况时可以考虑非药物治疗:①经应用各种药物正规的治疗(足量、足疗程)无效;②患者不能耐受药物的不良反应;③患者坚决要求不用药物治疗。非药物治疗的方法有很多,主要原理是破坏三叉神经的传导。常用的方法有以下 4 种。

1.神经阻滞(封闭)治疗

该方法是用一些药物(如无水乙醇、甘油、酚等),选择地注入三叉神经的某一支或三叉神经半月神经节内。现在由于影像技术的发展,在放射诱导下,可以较准确地将药物注射到三叉神经半月节,达到治疗的作用。由于甘油注射维持时间较长,故目前多采用甘油半月神经节治疗。神经阻滞(封闭)治疗的方法,患者面部的感觉通常能保留,没有明显的并发症。但是复发率较高,尤其是 1 年以后。

2.其他方法的三叉神经半月神经节毁坏术

如用射频热凝、伽马刀治疗等。这些方法的远期疗效目前尚未确定。

3.手术治疗

(1)周围支切除术:通常这种方法只适用于三叉神经第一支疼痛的患者。

(2)显微的三叉神经血管减压术:这是目前正在被大家接受的一种手术治疗方法。该方法具有创伤小、安全、并发症少(尤其是对触觉及运动功能的保留)及有效率高的特点。

(3)三叉神经感觉神经根切断:该方法止痛疗效确切。

(4)三叉神经脊束切断术:目前射线(X 刀、伽马刀等)治疗在三叉神经痛的治疗中以其微创、安全、疗效好越来越受到大家的重视。

4.经皮穿刺微球囊压迫

PMC 方法与当代使用的微血管减压手术及射频热凝神经根切断术在成功率、并发症及复发率方面都有明显的可比性。其优点是操作简单、安全性高,尤其对于高龄或伴有严重疾病不能耐受较大手术者更是首选方法。其简要的方法:丙芬诱导气管内插管全身麻醉。在整个治疗过程中监测血压和心率。患者取仰卧位,使用 14 号穿刺针进行穿刺,皮肤进入点为口角外侧 2.0 cm 及上方 0.5 cm。在荧光屏指引下调正方向直至进入卵圆孔。应避免穿透卵圆孔。撤除针芯,放入带细不锈钢针芯的 4 号 Fogarty Catheter 直至其尖端超过穿刺针尖 12～14 cm。去除针芯,在侧位 X 线下用 Omnipaque 造影剂充盈球囊直至凸向颅后窝。参考周围的骨性标志(斜坡、蝶鞍、岩骨)检查和判断球囊的形状及位置;必要时排空球囊并重新调整导管位置,直至获得乳头凸向颅后窝的理想的梨形出现。球囊充盈容量为 0.4～1.0 mL,压迫神经节 3 分钟后,排空球囊,撤除导管,手压穿刺点 5 分钟。该法具有疗效确切、方法简单及不良反应少等优点。

第三节 舌咽神经痛

舌咽神经痛是一种出现于舌咽神经分布区的阵发性剧烈疼痛,疼痛的性质与三叉神经痛相似。本病远较三叉神经痛少见,发病率为 1∶(70～85)。

一、病因与发病机制

原发性舌咽神经痛的病因,迄今不明。可能为舌咽及迷走神经的脱髓鞘性病变引起舌咽神经的传入冲动与迷走神经之间发生"短路"所致。以致轻微的触觉刺激即可通过短路传入中枢,中枢传出的脉冲也可通过短路再传入中枢,这些脉冲达到一定总和时,即可激发上神经节及岩神经节、神经根而产生剧烈疼痛。近年来,神经血管减压术的开展,发现,舌咽神经痛患者椎动脉或小脑后下动脉压迫于舌咽及迷走神经上,解除压迫后症状缓解,这些患者的舌咽神经痛可能与血管压迫有关。造成舌咽神经根部受压的原因可能有多种情况,除血管因素外,还与脑桥小脑脚周围的慢性炎症刺激，致蛛网膜炎性改变逐渐增厚，使血管与神经根相互紧靠，促成神经受压的过程。因为神经根部受增厚蛛网膜的黏连，动脉血管也受其黏连发生异位而固定于神经根部敏感区，致使神经受压而缺乏缓冲余地，引起神经的脱髓鞘改变。

继发性原因可能是脑桥小脑脚或咽喉部肿瘤，颈部外伤，茎突过长、茎突舌骨韧带骨化等压迫刺激舌咽神经而诱发。

二、临床表现

舌咽神经痛多于中年起病，男女发病率无明显区别，左侧发病高于右侧，偶有双侧发病者。表现为发作性一侧咽部、扁桃体区及舌根部针刺样剧痛，突然开始，持续数秒至数十秒，发作期短，但疼痛难忍，可反射到同侧舌面或外耳深部，伴有唾液分泌增多。说话、反复吞咽、舌部运动、触摸患侧咽壁、扁桃体、舌根及下颌角均可引起发作。用2%丁卡因麻醉咽部，可暂时减轻或止住疼痛。按疼痛的部位一般可分为两型。

（一）口咽型

疼痛区始于咽侧壁、扁桃体、软腭及舌后1/3，而后放射到耳区，此型最为多见。

（二）耳型

疼痛区始于外耳、外耳道及乳突，或介于下颌角与乳突之间，很少放射到咽侧，此型少见。疼痛程度轻重不一，有如电击、刀割、针刺，发作短暂，间歇期由数分钟到数月不等，少数甚至长达2～3年。一般发作期越来越短，痛的时间也越来越长。严重时可放射到头顶和枕背部。个别患者发生昏厥，可能由于颈动脉窦神经过敏引起心脏停搏所致。

神经系统检查无阳性体征。

三、诊断

根据疼痛发作的性质和特点不难做出本病的临床诊断。有时为了进一步明确诊断，可刺激扁桃体窝的“扳机点”，能否诱发疼痛；或用1%丁卡因喷雾咽后壁、扁桃体窝等处，如能遏止发作，则可以证实诊断。如果经喷雾上述药物后，舌咽处的疼痛虽然消失，但耳痛却仍然保留，则可封闭颈静静脉孔，若能收效，说明不仅为舌咽神经痛，而且有迷走神经的耳后支参与。

临床表现呈持续性疼痛或有神经系统阳性体征的患者，应当考虑为继发性舌咽神经痛，需要进一步检查明确病因。

四、鉴别诊断

临床上应与三叉神经痛、喉上神经痛、蝶腭神经痛及颅底、鼻咽部和脑桥小脑脚肿瘤等病变引起的继发性舌咽神经痛相鉴别。

(一)三叉神经痛

两者的疼痛性质与发作情况完全相似，部位也与其毗邻，三叉神经第三支疼痛时易与舌咽神经痛相混淆。二者的鉴别点为三叉神经痛位于三叉神经分布区、疼痛较浅表，“扳机点”在睑、唇或鼻翼；说话、洗脸、刮胡须可诱发疼痛发作。舌咽神经痛位于舌咽神经分布区，疼痛较深在，“扳机点”多在咽后壁、扁桃体窝、舌根；咀嚼、吞咽等动作常诱发疼痛发作。

(二)喉上神经痛

喉深部、舌根及喉上区间歇性疼痛，可放射到耳区和牙龈，说话和吞咽动作可以诱发，在舌骨大角间有压痛点。用1%丁卡因涂抹梨状窝区及舌骨大角处，或用2%普鲁卡因神经封闭，均能完全抑制疼痛等特点可与舌咽神经痛相鉴别。

(三)蝶腭神经节痛

此病的临床表现主要是在鼻根、眼眶周围、牙齿、颜面下部及颞部阵发性剧烈疼痛，其性质似刀割、烧灼及针刺样，并向颌、枕及耳部等放射。每天发作数次至数十次，每次持续数分钟至数小时不等。疼痛发作时多伴有流泪、流涕、畏光、眩晕和鼻塞等，有时伴有舌前1/3味觉减退。疼痛发作无明显诱因，也无“扳机点”。用1%丁卡因麻醉中鼻甲后上蝶腭神经节处，5分钟后疼痛即可消失为本病特点。

(四)继发性舌咽神经痛

颅底、鼻咽部及脑桥小脑脚肿物或炎症等病变均可引起舌咽神经痛，但多呈持续性痛伴有其他颅神经障碍及神经系统局灶体征。颅底X线拍片，头颅CT扫描及MRI扫描等影像学检查有助于寻找病因。

五、治疗

(一)药物治疗

卡马西平为最常用的药物，苯妥英钠也常用来治疗舌咽神经痛，其他的镇静止痛药物（安定、曲马朵）及传统中药对该病也有一定的疗效。有研究发现，

NMDA受体在舌咽神经痛的发病机制中起一定作用，所以NMDA受体阻滞剂可有效地减轻疼痛，如氯胺酮。也有学者报道加巴喷丁可升高中枢神经系统5-HT水平，抑制痛觉，同时参与NMDA受体的调制，在神经病理性疼痛中发挥作用。这些药物为舌咽神经痛的药物治疗开辟了一个新领域。

(二)封闭疗法

维生素B_{12}和地塞米松等周围神经封闭偶有良效。有人用95%乙醇或5%酚甘油于颈静脉孔处行舌咽神经封闭。但舌咽神经与颈内动脉、静脉、迷走神经、副神经等相邻，封闭时易损伤周围神经血管，故应慎用。

(三)手术治疗

对发作频繁或疼痛剧烈者，若保守治疗无效可考虑手术治疗。常用的手术方式有以下4种。

1.微血管减压术(MVD)

国内外学者行血管减压术治疗本病收到了良好的效果，因此有学者认为采用神经血管减压术是最佳治疗方案。可保留神经功能，避免了神经切断术所致的病侧咽部干燥、感觉消失和复发的弊端。

2.经颅外入路舌咽神经切断术

术后复发率较高，建议对不能耐受开颅的患者可试用这种方法。

3.经颅舌咽神经切断术

如术中探查没有明显的血管压迫神经，则可选用舌咽神经切断术。

4.经皮穿刺射频热凝术

在CT引导下可大大减少其并发症的发生。另外舌咽神经传入纤维在脑桥处加入了三叉神经的下支，开颅在此毁损可阻止舌咽神经痛的传导通路。

六、预后

舌咽神经痛如不给予治疗，一般不会自然好转，疼痛发作次数频繁，持续时间越来越少，严重影响患者的生活及工作。

第四节 脑出血

脑出血(intracerebral hemorrhage，ICH)也称脑溢血，是指原发性非外伤性脑实质内出血，故又称原发性或自发性脑出血。脑出血是脑内的血管病变破裂而引起的出血，绝大多数是高血压伴发小动脉微动脉瘤在血压骤升时破裂所致，称为高血压性脑出血。主要病理特点为局部脑血流变化、炎症反应，以及脑出血后脑血肿的形成和血肿周边组织受压、水肿、神经细胞凋亡。80％的脑出血发生在大脑半球，20％发生在脑干和小脑。脑出血起病急骤，临床表现为头痛、呕吐、意识障碍、偏瘫、偏身感觉障碍等。在所有脑血管疾病患者中，脑出血占20％～30％，年发病率为(60～80)/10万，急性期病死率为30％～40％，是病死率和致残率很高的常见疾病。该病常发生于40～70岁，其中≥50岁的人群发病率最高，达93.6％，但近年来发病年龄有越来越年轻的趋势。

一、病因与发病机制

(一)病因

高血压及高血压合并小动脉硬化是ICH的最常见病因，约95％的ICH患者患有高血压。其他病因有先天性动静脉畸形或动脉瘤破裂、脑动脉炎血管壁坏死、脑瘤出血、血液病并发脑内出血、烟雾病、脑淀粉样血管病变、梗死性脑出血、药物滥用、抗凝或溶栓治疗等。

(二)发病机制

尚不完全清楚，可能与下列因素相关。

1.高血压

持续性高血压引起脑内小动脉或深穿支动脉壁脂质透明样变性和纤维蛋白样坏死，使小动脉变脆，血压持续升高引起动脉壁疝或内膜破裂，导致微小动脉瘤或微夹层动脉瘤。血压骤然升高时血液自血管壁渗出或动脉瘤壁破裂，血液进入脑组织形成血肿。此外，高血压引起远端血管痉挛，导致小血管缺氧坏死、血栓形成、斑点状出血及脑水肿，继发脑出血，可能是子痫时高血压脑出血的主要机制。脑动脉壁中层肌细胞薄弱，外膜结缔组织少且缺乏外层弹力层，豆纹动脉等穿动脉自大脑中动脉近端呈直角分出，受高血压血流冲击易发生粟粒状动脉瘤，使深穿支动脉成为脑出血的主要好发部位，故豆纹动脉外侧支称为出血动脉。

2.淀粉样脑血管病

它是老年人原发性非高血压性脑出血的常见病因，好发于脑叶，易反复发生，常表现为多发性脑出血。发病机制不清，可能为血管内皮异常导致渗透性增加，血浆成分包括蛋白酶侵入血管壁，形成纤维蛋白样坏死或变性，导致内膜透

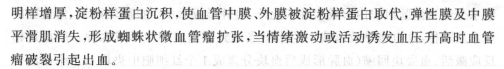

明样增厚，淀粉样蛋白沉积，使血管中膜、外膜被淀粉样蛋白取代，弹性膜及中膜平滑肌消失，形成蜘蛛状微血管瘤扩张，当情绪激动或活动诱发血压升高时血管瘤破裂引起出血。

3.其他因素

血液病如血友病、白血病、血小板减少性紫癜、红细胞增多症、镰状细胞病等可因凝血功能障碍引起大片状脑出血。肿瘤内异常新生血管破裂或侵蚀正常脑血管也可导致脑出血。维生素 B_1、维生素 C 缺乏或毒素（如砷）可引起脑血管内皮细胞坏死，导致脑出血，出血灶特点通常为斑点状而非融合成片。结节性多动脉炎、病毒性和立克次体性疾病等可引起血管床炎症，炎症致血管内皮细胞坏死、血管破裂发生脑出血。脑内小动、静脉畸形破裂可引起血肿，脑内静脉循环障碍和静脉破裂也可导致出血。血液病、肿瘤、血管炎或静脉窦闭塞性疾病等所致脑出血也常表现为多发性脑出血。

（三）脑出血后脑水肿的发生机制

脑出血后机体和脑组织局部发生一系列病理生理反应，其中，自发性脑出血后最重要的继发性病理变化之一是脑水肿。由于血肿周围脑组织形成水肿带，继而引起神经细胞及其轴突的变性和坏死，成为患者病情恶化和死亡的主要原因之一。目前认为，ICH 后脑水肿与占位效应、血肿内血浆蛋白渗出和血凝块回缩、血肿周围继发缺血、血肿周围组织炎症反应、水通道蛋白-4（AQP-4）及自由基级联反应等有关。

1.占位效应

主要是通过机械性压力和颅内压增高引起。巨大血肿可立即产生占位效应，造成周围脑组织损害，并引起颅内压持续增高。早期主要为局灶性颅内压增高，随后发展为弥漫性颅内压增高，而颅内压的持续增高可引起血肿周围组织广泛性缺血，并加速缺血组织的血管通透性改变，引发脑水肿形成。同时，脑血流量降低、局部组织压力增加可促发血管活性物质从受损的脑组织中释放，破坏血-脑屏障，引发脑水肿形成。因此，血肿占位效应虽不是脑水肿形成的直接原因，但可通过影响脑血流量、周围组织压力及颅内压等因素，间接地在脑出血后脑水肿形成机制中发挥作用。

2.血肿内血浆蛋白渗出和血凝块回缩

血肿内血液凝结是脑出血超急性期血肿周围组织脑水肿形成的首要条件。在正常情况下，脑组织细胞间隙中的血浆蛋白含量非常低，但在血肿周围组织细胞间隙中却可见血浆蛋白和纤维蛋白聚积，这可导致细胞间隙胶体渗透压增高，使水分渗透到脑组织内形成水肿。此外，血肿形成后由于血凝块回缩，使血肿腔静水压降低，这也将导致血液中的水分渗透到脑组织间隙形成水肿。凝血连锁反应激活、血凝块回缩（血肿形成后血块分离成1个红细胞中央块和1个血清包绕区）及纤维蛋白沉积等，在脑出血后血肿周围组织脑水肿形成中发挥着重要作用。血凝块形成是脑出血血肿周围组织脑水肿形成的必经阶段，而血浆蛋白（特别是凝血酶）则是脑水肿形成的关键因素。

3.血肿周围继发缺血

脑出血后，血肿周围局部脑血流量显著降低，而脑血流量的异常降低可引起血肿周围组织缺血。一般脑出血后6～8小时，血红蛋白和凝血酶释出细胞毒性物质，兴奋性氨基酸释放增多等，细胞内钠聚集，则引起细胞毒性水肿；出血后4～12小时，血-脑屏障开始破坏，血浆成分进入细胞间液，则引起血管源性水肿。同时，脑出血后形成的血肿在降解过程中，产生的渗透性物质和缺血的代谢产物，也使组织间渗透压增高，促进或加重脑水肿，从而形成血肿周围半暗带。

4.血肿周围组织炎症反应

脑出血后血肿周围中性粒细胞、巨噬细胞和小胶质细胞活化，血凝块周围活化的小胶质细胞和神经元中白细胞介素-1（IL-1）、白细胞介素-6（IL-6）、细胞间黏附因子-1（ICAM-1）和肿瘤坏死因子-α（TNF-α）表达增加。临床研究采用双抗夹心酶联免疫吸附试验检测41例脑出血患者脑脊液IL-1和S100蛋白含量发现，急性患者脑脊液IL-1水平显著高于对照组，提示IL-1可能促进了脑水肿和脑损伤的发展。ICAM-1在中枢神经系统中分布广泛。Gong等的研究证明，脑出血后12小时神经细胞开始表达ICAM-1，3天达高峰，持续10天逐渐下降；脑出血后1天时血管内皮开始表达ICAM-1，7天达高峰，持续2周。表达ICAM-1的白细胞活化后能产生大量蛋白水解酶，特别是基质金属蛋白酶（MMP），促使血-脑屏障通透性增加，血管源性脑水肿形成。

5.水通道蛋白-4（AQP-4）与脑水肿

过去一直认为水的跨膜转运是通过被动扩散实现的，而水通道蛋白（aquaporin，AQP）的发现完全改变了这种认识。现在认为，水的跨膜转运实际上是一个耗能的主动过程，是通过AQP实现的。AQP在脑组织中广泛存在，可能是脑脊液重吸收、渗透压调节、脑水肿形成等生理、病理过程的分子生物学基础。迄今已发现的AQP至少存在10种亚型，其中，AQP-4和AQP-9可能参与血肿周围脑组织水肿的形成。实验研究脑出血后不同时间点大鼠脑组织AQP-4的表达分布发现，对照组和实验组未出血侧AQP-4在各时间点的表达均为弱阳性，而水肿区从脑出血后6小时开始表达增强，3天时达高峰，此后逐渐回落，1周后仍明显高于正常组。另外，随着出血时间的推移，出血侧AQP-4表达范围不断扩大，表达强度不断增强，并且与脑水肿严重程度呈正相关。以上结果提示，脑出血能导致细胞内外水和电解质失衡，细胞内外渗透压发生改变，激活位于细胞膜上的AQP-4，进而促进水和电解质通过AQP-4进入细胞内导致细胞水肿。

6.自由基级联反应

脑出血后脑组织缺血缺氧发生一系列级联反应造成自由基浓度增加。自由基通过攻击脑内细胞膜磷脂中多聚不饱和脂肪酸和脂肪酸的不饱和双键，直接造成脑损伤发生脑水肿；同时引起脑血管通透性增加，也加重脑水肿从而加重病情。

二、病理

肉眼所见：脑出血病例尸检时脑外观可见到明显动脉粥样硬化，出血侧半球膨隆肿胀，脑回宽、脑沟窄，有时可见少量蛛网膜下腔积血，颞叶海马与小脑扁桃体处常可见脑疝痕迹，出血灶直径在2～8 cm，绝大多数为单灶，仅1.8%～2.7%为多灶。常见的出血部位为壳核出血，出血向内发展可损伤内囊，出血量大时可破入侧脑室。丘脑出血时，血液常穿破第三脑室或侧脑室，向外可损伤内囊。脑桥和小脑出血时，血液可穿破第四脑室，甚至可经中脑导水管逆行进入侧脑室。原发性脑室出血，出血量小时只侵及单个脑室或多个脑室的一部分；大量出血时全部脑室均可被血液充满，脑室扩张积血形成铸型。脑出血血肿周围脑组织受压，水肿明显，颅内压增高，脑组织可移位。幕上半球出血，血肿向下破坏或挤压丘脑下部和脑干，使其变形、移位和继发出血，并常出现小脑幕疝；如中线部位下移可形成中心疝；颅内压增高明显或小脑出血较重时均易发生枕骨大孔疝，这些都是导致患者死亡的直接原因。急性期后，血块溶解，含铁血黄素和破坏的脑组织被吞噬细胞清除，胶质增生，小出血灶形成胶质瘢痕，大者形成囊腔，称为中风囊，腔内可见黄色液体。

显微镜观察可分为3期：①出血期可见大片出血，红细胞多新鲜。出血灶边缘多出现坏死。软化的脑组织，神经细胞消失或呈局部缺血改变，常有多形核白细胞浸润。②吸收期出血24～36小时即可出现胶质细胞增生，小胶质细胞及来自血管外膜的细胞形成格子细胞，少数格子细胞含铁血黄素。星形胶质细胞增生及肥胖变性。③修复期血液及坏死组织渐被清除，组织缺损部分由胶质细胞、胶质纤维及胶原纤维代替，形成瘢痕。出血灶较小可完全修复，较大则遗留囊腔。血红蛋白代谢产物长久残存于瘢痕组织中,呈现棕黄色。

三、临床表现

(一)症状与体征

1.意识障碍

多数患者发病时很快出现不同程度的意识障碍,轻者可呈嗜睡,重者可昏迷。

2.高颅压征

表现为头痛、呕吐。头痛以病灶侧为重,意识蒙眬或浅昏迷者可见患者用健侧手触摸病灶侧头部;呕吐多为喷射性,呕吐物为胃内容物,如合并消化道出血可为咖啡样物。

3.偏瘫

病灶对侧肢体瘫痪。

4.偏身感觉障碍

病灶对侧肢体感觉障碍,主要是痛觉、温度觉减退。

5.脑膜刺激征

见于脑出血已破入脑室、蛛网膜下腔及脑室原发性出血之时,可有颈项强直或强迫头位,克氏征阳性。

6.失语症

优势半球出血者多伴有运动性失语症。

7.瞳孔与眼底异常

瞳孔可不等大、双瞳孔缩小或散大。眼底可有视网膜出血和视盘水肿。

8.其他症状

如心律不齐、呃逆、呕吐咖啡色样胃内容物、呼吸节律紊乱、体温迅速上升及心电图异常等变化。脉搏常有力或缓慢,血压多升高,可出现肢端发绀,偏瘫侧多汗,面色苍白或潮红。

(二)不同部位脑出血的临床表现

1.基底节区出血

基底节区出血在脑出血中最多见,占60%～70%。其中,壳核出血最多,约占脑出血的60%,主要是豆纹动脉尤其是其外侧支破裂引起;丘脑出血较少,约占10%,主要是丘脑穿动脉或丘脑膝状体动脉破裂引起;尾状核及屏状核等出血少见。虽然各核出血有其特点,但出血较多时均可侵及内囊,出现一些共同症状。现将常见的症状分轻、重两型，叙述如下。

(1)轻型：多属壳核出血，出血量一般为数毫升至 30 mL，或为丘脑小量出血，出血量仅数毫升，出血限于丘脑或侵及内囊后肢。患者突然头痛、头晕、恶心、呕吐、意识清楚或轻度障碍，出血灶对侧出现不同程度的偏瘫，也可出现偏身感觉障碍及偏盲(三偏征)，两眼可向病灶侧凝视，优势半球出血可有失语。

(2)重型：多属壳核大量出血，向内扩展或穿破脑室，出血量可达 30～160 mL；或丘脑较大量出血，血肿侵及内囊或破入脑室。发病突然，意识障碍重，鼾声明显，呕吐频繁，可吐咖啡样胃内容物(由胃部应激性溃疡所致)。丘脑出血病灶对侧常有偏身感觉障碍或偏瘫，肌张力低，可引出病理反射，平卧位时，患侧下肢呈外旋位。但感觉障碍常先于或重于运动障碍，部分病例病灶对侧可出现自发性疼痛。常有眼球运动障碍(眼球向上注视麻痹，呈下视内收状态)。瞳孔缩小或不等大，一般为出血侧散大，提示已有小脑幕疝形成；部分病例有丘脑性失语(言语缓慢而不清、重复言语、发音困难、复述差，朗读正常)或丘脑性痴呆(记忆力减退、计算力下降、情感障碍、人格改变等)。如病情发展，血液大量破入脑室或损伤丘脑下部及脑干，昏迷加深，出现去大脑强直或四肢弛缓，面色潮红或苍白，出冷汗，鼾声大作，中枢性高热或体温过低，甚至出现肺水肿、上消化道出血等内脏并发症，最后多发生枕骨大孔疝死亡。

2.脑叶出血

脑叶出血又称皮质下白质出血。应用 CT 以后，发现脑叶出血约占脑出血的15%，发病年龄在 11～80 岁，40 岁以下占 30%，年轻人多由血管畸形(包括隐匿性血管畸形)、烟雾病引起，老年人常见于高血压动脉硬化及淀粉样血管病等。脑叶出血以顶叶最多见，以后依次为颞叶、枕叶、额叶，40%为跨叶出血。脑叶出血除意识障碍、颅内高压和抽搐等常见症状外，还有各脑叶的特异表现。

(1)额叶出血：常有一侧或双侧的前额痛、病灶对侧偏瘫。部分病例有精神行为异常、凝视麻痹、言语障碍和癫痫发作。

(2)顶叶出血：常有病灶侧颞部疼痛；病灶对侧的轻偏瘫或单瘫、深浅感觉障碍和复合感觉障碍；体象障碍、手指失认和结构失用症等，少数病例可出现下象限盲。

(3)颞叶出血：常有耳部或耳前部疼痛，病灶对侧偏瘫，但上肢瘫重于下肢，中枢性面、舌瘫可有对侧上象限盲；优势半球出血可出现感觉性失语或混合性失语；可有颞叶癫痫、幻嗅、幻视、兴奋躁动等精神症状。

(4)枕叶出血：可出现同侧眼部疼痛，同向性偏盲和黄斑回避现象，可有一过性黑蒙和视物变形。

3.脑干出血

(1)中脑出血:中脑出血少见,自CT应用于临床后,临床已可诊断。轻症患者表现为突然出现复视、眼睑下垂、一侧或两侧瞳孔扩大、眼球不同轴、水平或垂直眼震,同侧肢体共济失调,也可表现大脑脚综合征(Weber综合征)或红核综合征(Benedikt综合征)。重者出现昏迷、四肢迟缓性瘫痪、去大脑强直,常迅速死亡。

(2)脑桥出血:占脑出血的10%左右。病灶多位于脑桥中部的基底部与被盖部之间。患者表现突然头痛,同侧第Ⅵ、Ⅶ、Ⅷ对脑神经麻痹,对侧偏瘫(交叉性瘫痪),出血量大或病情重者常有四肢瘫,很快进入意识障碍、针尖样瞳孔、去大脑强直、呼吸障碍,多迅速死亡。可伴中枢性高热、大汗和应激性溃疡等。一侧脑桥小量出血可表现为脑桥腹内侧综合征(Foville综合征)、闭锁综合征和脑桥腹外侧综合征(Millard-Gubler综合征)。

(3)延髓出血:延髓出血更为少见,突然意识障碍,血压下降,呼吸节律不规则,心律失常,轻症病例可呈延髓背外侧综合征(Wallenberg综合征),重症病例常因呼吸心跳停止而死亡。

4.小脑出血

小脑出血约占脑出血的10%。多见于一侧半球的齿状核部位,小脑蚓部也可发生。发病突然,眩晕明显,频繁呕吐,枕部疼痛,病灶侧共济失调,可见眼球震颤,同侧周围性面瘫,颈项强直等,如不仔细检查,易误诊为蛛网膜下腔出血。当出血量不大时,主要表现为小脑症状,如病灶侧共济失调,眼球震颤,构音障碍和吟诗样语言,无偏瘫。出血量增加时,还可表现有脑桥受压体征,如展神经麻痹、侧视麻痹等,以及肢体偏瘫和/或锥体束征。病情如继续加重,颅内压增高明显,昏迷加深,极易发生枕骨大孔疝死亡。

5.脑室出血

脑室出血分原发与继发两种,继发性是指脑实质出血破入脑室者;原发性指脉络丛血管出血及室管膜下动脉破裂出血,血液直流入脑室者。以前认为脑室出血罕见,现已证实占脑出血的3%~5%。55%的患者出血量较少,仅部分脑室有血,脑脊液呈血性,类似蛛网膜下腔出血。临床常表现为头痛、呕吐、项强、克氏征阳性、意识清楚或一过性意识障碍,但常无偏瘫体征,脑脊液血性,酷似蛛网膜下腔出血,预后良好,可以完全恢复正常;出血量大,全部脑室均被血液充满者,其临床表现符合既往所谓脑室出血的症状,即发病后突然头痛、呕吐、昏迷、瞳孔缩小或时大时小，眼球浮动或分离性斜视，四肢肌张力增高，病理反射阳性，早期出现去大脑强直，严重者双侧瞳孔散大，呼吸深，鼾声明显，体温明显升高，面部充血多汗，预后极差，多迅速死亡。

四、辅助检查

(一)头颅 CT 扫描

发病后 CT 平扫可显示近圆形或卵圆形均匀高密度的血肿病灶，边界清楚，可确定血肿部位、大小、形态及是否破入脑室，血肿周围有无低密度水肿带及占位效应（脑室受压、脑组织移位）和梗阻性脑积水等。早期可发现边界清楚、均匀的高度密度灶，CT 值为 60～80 Hu，周围环绕低密度水肿带。血肿范围大时可见占位效应。根据 CT 影像估算出血量可采用简单易行的多田计算公式：出血量（mL）＝0.5×最大面积长轴（cm）×最大面积短轴（mL）×层面数。出血后3～7 天，血红蛋白破坏，纤维蛋白溶解，高密度区向心性缩小，边缘模糊，周围低密度区扩大。病后2～4 周，形成等密度或低密度灶。病后 2 个月左右，血肿区形成囊腔，其密度与脑脊液近乎相等，两侧脑室扩大；增强扫描，可见血肿周围有环状高密度强化影，其大小、形状与原血肿相近。

(二)头颅 MRI/MRA 检查

MRI 的表现主要取决于血肿所含血红蛋白量的变化。发病 1 天内，血肿呈 T_1 等信号或低信号，T_2 呈高信号或混合信号；第 2 天至 1 周，T_1 为等信号或稍低信号，T_2 为低信号；第 2～4 周，T_1 和 T_2 均为高信号；4 周后，T_1 呈低信号，T_2 为高信号。此外，MRA 检查可帮助发现脑血管畸形、肿瘤及血管瘤等病变。

(三)数字减影血管造影(DSA)

对脑叶出血、原因不明或怀疑脑血管畸形、血管瘤、烟雾病和血管炎等患者有意义，尤其血压正常的年轻患者应通过 DSA 查明病因。

(四)腰椎穿刺检查

在无条件做 CT 时，且患者病情不重，无明显颅内高压者可进行腰椎穿刺检查。脑出血者脑脊液压力常增高，若出血破入脑室或蛛网膜下腔者脑脊液多呈均匀血性。有脑疝及小脑出血者应禁做腰椎穿刺检查。

(五)经颅多普勒超声(TCD)

由于简单及无创性，可在床边进行检查，已成为监测脑出血患者脑血流动力学变化的重要方法。具体内容如下：通过检测脑动脉血流速度，间接监测脑出血的脑血管痉挛范围及程度，脑血管痉挛时其血流速度增高。②测定血流速度、血流量和血管外周阻力可反映颅内压增高时脑血流灌注情况，如颅内压超过动脉压时收缩期及舒张期血流信号消失，无血流灌注。③提供脑动静脉畸形、动脉瘤等病因诊断的线索。

(六)脑电图(EEG)检查

可反映脑出血患者脑功能状态。意识障碍可见两侧弥漫性慢活动，病灶侧明显；无意识障碍时，基底节和脑叶出血出现局灶性慢波，脑叶出血靠近皮质时可有局灶性棘波或尖波发放；小脑出血无意识障碍时脑电图多正常，部分患者同侧枕颞部出现慢活动；中脑出血多见两侧阵发性同步高波幅慢活动；脑桥出血患者昏迷时可见 8～12 Hz α 波、低波幅 β 波、纺锤波或弥漫性慢波等。

(七)心电图检查

可及时发现脑出血合并心律失常或心肌缺血，甚至心肌梗死。

(八)血液检查

重症脑出血急性期白细胞数可增至$(10\sim20)\times10^9/L$，并可出现血糖含量升高、蛋白尿、尿糖、血尿素氮含量增加，以及血清肌酶含量升高等。但均为一过性，可随病情缓解而消退。

五、诊断与鉴别诊断

(一)诊断要点

1.一般性诊断要点

(1)急性起病，常有头痛、呕吐、意识障碍、血压增高和局灶性神经功能缺损症状，部分病例有眩晕或抽搐发作。饮酒、情绪激动、过度劳累等是常见的发病诱因。

(2)常见的局灶性神经功能缺损症状和体征包括偏瘫、偏身感觉障碍、偏盲等，多于数分钟至数小时内达到高峰。

(3)头颅 CT 扫描可见病灶中心呈高密度改变，病灶周边常有低密度水肿带。头颅MRI/MRA有助于脑出血的病因学诊断和观察血肿的演变过程。

2.各部位脑出血的临床诊断要点

(1)壳核出血：①对侧肢体偏瘫，优势半球出血常出现失语。②对侧肢体感觉障碍，主要是痛觉、温度觉减退。③对侧偏盲。④凝视麻痹，呈双眼持续性向出血侧凝视。⑤尚可出现失用、体象障碍、记忆力和计算力障碍、意识障碍等。

(2)丘脑出血:①丘脑型感觉障碍,对侧半身深浅感觉减退、感觉过敏或自发性疼痛。②运动障碍,出血侵及内囊可出现对侧肢体瘫痪,多为下肢重于上肢;③丘脑性失语,言语缓慢而不清、重复言语、发音困难、复述差,朗读正常;④丘脑性痴呆,记忆力减退、计算力下降、情感障碍、人格改变;⑤眼球运动障碍,眼球向上注视麻痹,常向内下方凝视。

(3)脑干出血:①中脑出血,突然出现复视,眼睑下垂;一侧或两侧瞳孔扩大,眼球不同轴,水平或垂直眼震,同侧肢体共济失调,也可表现Weber综合征或Benedikt综合征;严重者很快出现意识障碍,去大脑强直;②脑桥出血,突然头痛,呕吐,眩晕,复视,眼球不同轴,交叉性瘫痪或偏瘫、四肢瘫等。出血量较大时,患者很快进入意识障碍,针尖样瞳孔,去大脑强直,呼吸障碍,并可伴有高热、大汗、应激性溃疡等,多迅速死亡;出血量较少时可表现为一些典型的综合征,如Foville综合征、Millard-Gubler综合征和闭锁综合征等;③延髓出血,突然意识障碍,血压下降,呼吸节律不规则,心律失常,继而死亡。轻者可表现为不典型的Wallenberg综合征。

(4)小脑出血:①突发眩晕、呕吐、后头部疼痛,无偏瘫;②有眼震,站立和步态不稳,肢体共济失调、肌张力降低及颈项强直;③头颅CT扫描示小脑半球或小脑蚓高密度影及第四脑室、脑干受压。

(5)脑叶出血:①额叶出血,前额痛、呕吐、痫性发作较多见;对侧偏瘫、共同偏视、精神障碍;优势半球出血时可出现运动性失语;②顶叶出血,偏瘫较轻,而偏侧感觉障碍显著;对侧下象限盲,优势半球出血时可出现混合性失语;③颞叶出血,表现为对侧中枢性面、舌瘫及上肢为主的瘫痪;对侧上象限盲;优势半球出血时可有感觉性或混合性失语;可有颞叶癫痫、幻嗅、幻视;④枕叶出血,对侧同向性偏盲,并有黄斑回避现象,可有一过性黑蒙和视物变形;多无肢体瘫痪。

(6)脑室出血:①突然头痛、呕吐,迅速进入昏迷或昏迷逐渐加深;②双侧瞳孔缩小,四肢肌张力增高,病理反射阳性,早期出现去大脑强直,脑膜刺激征阳性;③常出现丘脑下部受损的症状及体征,如上消化道出血、中枢性高热、大汗、应激性溃疡、急性肺水肿、血糖增高、尿崩症等;④脑脊液压力增高,呈血性;⑤轻者仅表现为头痛、呕吐,检查示脑膜刺激征阳性,无局限性神经体征。临床上易误诊为蛛网膜下腔出血,需通过头颅CT检查来确诊。

(二)鉴别诊断

1.脑梗死

发病较缓,或病情呈进行性加重;头痛、呕吐等颅内压增高症状不明显;典型病例一般不难鉴别；但脑出血与大面积脑梗死、少量脑出血与脑梗死临床症状相似，鉴别较困难，常需头颅CT鉴别。

2.脑栓塞

起病急骤，一般缺血范围较广，症状常较重，常伴有风湿性心脏病、心房颤动、细菌性心内膜炎、心肌梗死或其他容易产生血栓来源的疾病。

3.蛛网膜下腔出血

好发于年轻人，突发剧烈头痛，或呈爆裂样头痛，以颈枕部明显，有的可痛牵颈背、双下肢。呕吐较频繁，少数严重患者呈喷射状呕吐。约50%的患者可出现短暂、不同程度的意识障碍，尤以老年患者多见。常见一侧动眼神经麻痹，其次为视神经、三叉神经和展神经麻痹，脑膜刺激征常见，无偏瘫等脑实质损害的体征，头颅CT可帮助鉴别。

4.外伤性脑出血

外伤性脑出血是闭合性头部外伤所致，发生于受冲击颅骨下或对冲部位，常见于额极和颞极，外伤史可提供诊断线索，CT可显示血肿外形不整。

5.内科疾病导致的昏迷

(1)糖尿病昏迷：①糖尿病酮症酸中毒，多数患者在发生意识障碍前数天有多尿、烦渴多饮和乏力，随后出现食欲缺乏、恶心、呕吐，常伴头痛、嗜睡、烦躁、呼吸深快，呼气中有烂苹果味(丙酮)。随着病情进一步发展，出现严重失水，尿量减少，皮肤弹性差，眼球下陷，脉细速，血压下降，至晚期时各种反射迟钝甚至消失，嗜睡甚至昏迷。尿糖、尿酮体呈强阳性，血糖和血酮体均有升高。头部CT结果阴性。②高渗性非酮症糖尿病昏迷，起病时常先有多尿、多饮，但多食不明显，或反而食欲缺乏，以致常被忽视。失水随病程进展逐渐加重，出现神经精神症状，表现为嗜睡、幻觉、定向障碍、偏盲、上肢拍击样粗震颤、痫性发作(多为局限性发作)等，最后陷入昏迷。尿糖强阳性，但无酮症或较轻，血尿素氮及肌酐升高。突出地表现为血糖常高至33.3 mmol/L(600 mg/dL)以上，一般为33.3～66.6 mmol/L(600～1 200 mg/dL)；血钠升高可达155 mmol/L；血浆渗透压显著增高达330～460 mmol/L，一般在350 mmol/L以上。头部CT结果阴性。

(2)肝性昏迷：有严重肝病和/或广泛门体侧支循环，精神紊乱、昏睡或昏迷，明显肝功能损害或血氨升高，扑翼(击)样震颤和典型的脑电图改变(高波幅的δ波，每秒少于4次)等，有助于诊断与鉴别诊断。

(3)尿毒症昏迷：少尿(＜400 mL/d)或无尿(＜50 mL/d)，血尿，蛋白尿，管型尿，氮质血症，水电解质紊乱和酸碱失衡等。

(4)急性酒精中毒:①兴奋期,血乙醇浓度达到 11 mmol/L(50 mg/dL)即感头痛、欣快、兴奋。血乙醇浓度超过 16 mmol/L(75 mg/dL),健谈、饶舌、情绪不稳定、自负、易激怒,可有粗鲁行为或攻击行动,也可能沉默、孤僻;浓度达到 22 mmol/L(100 mg/dL)时,驾车易发生车祸。②共济失调期,血乙醇浓度达到 33 mmol/L(150 mg/dL)时,肌肉运动不协调,行动笨拙,言语含糊不清,眼球震颤,视力模糊,复视,步态不稳,出现明显共济失调。浓度达到 43 mmol/L(200 mg/dL)时,出现恶心、呕吐、困倦。③昏迷期,血乙醇浓度升至 54 mmol/L(250 mg/dL)时,患者进入昏迷期,表现昏睡、瞳孔散大、体温降低。血乙醇浓度超过 87 mmol/L(400 mg/dL)时,患者陷入深昏迷,心率快、血压下降,呼吸慢而有鼾音,可出现呼吸、循环麻痹而危及生命。实验室检查可见血乙醇浓度升高,呼出气中乙醇浓度与血乙醇浓度相当;动脉血气分析可见轻度代谢性酸中毒;电解质失衡,可见低血钾、低血镁和低血钙;血糖可降低。

(5)低血糖昏迷:低血糖昏迷是指各种原因引起的重症的低血糖症。患者突然昏迷、抽搐,表现为局灶神经系统症状的低血糖易被误诊为脑出血。化验血糖低于 2.8 mmol/L,推注葡萄糖后症状迅速缓解,发病后 72 小时复查头部 CT 结果阴性。

(6)药物中毒:①镇静催眠药中毒,有服用大量镇静催眠药史,出现意识障碍和呼吸抑制及血压下降。胃液、血液、尿液中检出镇静催眠药。②阿片类药物中毒,有服用大量吗啡或哌替啶的阿片类药物史,或有吸毒史,除了出现昏迷、针尖样瞳孔(哌替啶的急性中毒瞳孔反而扩大)、呼吸抑制"三联征"等特点外,还可出现发绀、面色苍白、肌肉无力、惊厥、牙关禁闭、角弓反张,呼吸先浅而慢,后叹息样或潮式呼吸、肺水肿、休克、瞳孔对光反射消失,死于呼吸衰竭。血、尿阿片类毒物成分,定性试验呈阳性。使用纳洛酮可迅速逆转阿片类药物所致的昏迷、呼吸抑制、缩瞳等毒性作用。

(7)一氧化碳中毒:①轻度中毒,血液碳氧血红蛋白(COHb)可高于 10%~20%。患者有剧烈头痛、头晕、心悸、口唇黏膜呈樱桃红色、四肢无力、恶心、呕吐、嗜睡、意识模糊、视物不清、感觉迟钝、谵妄、幻觉、抽搐等。②中度中毒,血液 COHb 浓度可高达 30%~40%。患者出现呼吸困难、意识丧失、昏迷,对疼痛刺激可有反应,瞳孔对光反射和角膜反射可迟钝,腱反射减弱,呼吸、血压和脉搏可有改变。经治疗可恢复且无明显并发症。③重度中毒,血液 COHb 浓度可高于 50%以上。深度昏迷,各种反射消失。患者可呈去大脑皮质状态(患者可以睁眼,但无意识,不语,不动,不主动进食或大小便,呼之不应,推之不动,肌张力增强),常有脑水肿、惊厥、呼吸衰竭、肺水肿、上消化道出血、休克和严重的心肌损害,出现心律失常,偶可发生心肌梗死。有时并发脑局灶损害,出现锥体系或锥体外系损害体征。监测血中COHb浓度可明确诊断。

应详细询问病史,内科疾病导致昏迷者有相应的内科疾病病史,仔细查体,局灶体征不明显;脑出血者则同向偏视,一侧瞳孔散大、一侧面部船帆现象、一侧上肢出现扬鞭现象、一侧下肢呈外旋位,血压升高。CT检查可助鉴别。

六、治疗

急性期的主要治疗原则:保持安静,防止继续出血;积极抗脑水肿,降低颅内压;调整血压;改善循环;促进神经功能恢复;加强护理,防治并发症。

(一)一般治疗

1.保持安静

(1)卧床休息3~4周,脑出血发病后24小时内,特别是6小时内可有活动性出血或血肿继续扩大,应尽量减少搬运,就近治疗。重症需严密观察体温、脉搏、呼吸、血压、瞳孔和意识状态等生命体征变化。

(2)保持呼吸道通畅,头部抬高15°~30°,切忌无枕仰卧;疑有脑疝时应床脚抬高45°,意识障碍患者应将头歪向一侧,以利于口腔、气道分泌物及呕吐物流出;痰稠不易吸出,则要行气管切开,必要时吸氧,以使动脉血氧饱和度维持在90%以上。

(3)意识障碍或消化道出血者宜禁食24~48小时,发病后3天,仍不能进食者,应鼻饲以确保营养。过度烦躁不安的患者可适量用镇静药。

(4)注意口腔护理,保持大便通畅,留置尿管的患者应做膀胱冲洗以预防尿路感染。加强护理,经常翻身,预防压疮,保持肢体功能位置。

(5)注意患者的水、电解质平衡,加强营养。注意补钾,液体量应控制在2 000 mL/d左右,或以尿量加500 mL来估算,不能进食者鼻饲各种营养品。对于频繁呕吐、胃肠道功能减弱或有严重的应激性溃疡者,应考虑给予肠外营养。如有高热、多汗、呕吐或腹泻者,可适当增加入液量,或10%脂肪乳500 mL静脉滴注,每天1次。如需长期采用鼻饲,应考虑胃造瘘术。

(6)脑出血急性期血糖含量增高可以是原有糖尿病的表现或是应激反应。高血糖和低血糖都能加重脑损伤。当患者血糖含量增高超过11.1 mmol/L时,应立即给予胰岛素治疗,将血糖控制在8.3 mmol/L以下。同时应监测血糖,若发生低血糖,可用葡萄糖口服或注射纠正低血糖。

2.亚低温治疗

能够减轻脑水肿，减少自由基的产生，促进神经功能缺损恢复，改善患者预后。降温方法：立即行气管切开，静脉滴注冬眠肌松合剂(0.9%氯化钠注射液500 mL＋氯丙嗪100 mg＋异丙嗪100 mg)，同时冰毯机降温。行床旁监护仪连续监测体温(T)、心率(HR)、血压(BP)、呼吸(R)、脉搏(P)、血氧饱和度(SPO_2)、颅内压(ICP)。直肠温度(RT)维持在34～36 ℃，持续3～5天。冬眠肌松合剂用量和速度根据患者T、HR、BP、肌张力等调节。保留自主呼吸，必要时应用同步呼吸机辅助呼吸，维持SPO_2在95%以上，10～12小时将RT降至34～36 ℃。当ICP降至正常后72小时，停止亚低温治疗。采用每天恢复1～2 ℃，复温速度不超过0.1 ℃/h。在24～48小时，将患者RT复温至36.5～37.0 ℃。局部亚低温治疗实施越早，效果越好，建议在脑出血发病6小时内使用，治疗时间最好持续48～72小时。

(二)调控血压和防止再出血

脑出血患者一般血压都高，甚至比平时更高，这是因为颅内压增高时机体保证脑组织供血的代偿性反应，当颅内压下降时血压也随之下降，因此一般不应使用降血压药物，尤其是注射利血平等强有力降压剂。目前理想的血压控制水平还未确定，主张采取个体化原则，应根据患者年龄、病前有无高血压、病后血压情况等确定适宜血压水平。但血压过高时，容易增加再出血的危险性，则应及时控制高血压。一般来说，收缩压≥26.6 kPa(200 mmHg)，舒张压≥15.3 kPa(115 mmHg)时，应降血压治疗，使血压控制于治疗前原有血压水平或略高水平。收缩压≤24.0 kPa(180 mmHg)或舒张压≤15.3 kPa(115 mmHg)时，或平均动脉压≤17.3 kPa(130 mmHg)时可暂不使用降压药，但需密切观察。收缩压在24.0～30.7 kPa(180～230 mmHg)或舒张压在14.0～18.7 kPa(105～140 mmHg)宜口服卡托普利、美托洛尔等降压药，收缩压24.0 kPa(180 mmHg)以内或舒张压14.0 kPa(105 mmHg)以内，可观察而不用降压药。急性期过后(约2周)，血压仍持续过高时可系统使用降压药，急性期血压急骤下降表明病情严重，应给予升压药物以保证足够的脑供血量。

止血剂及凝血剂对脑出血并无效果，但如合并消化道出血或有凝血障碍时仍可使用。消化道出血时，还可经胃管鼻饲或口服云南白药、三七粉、氢氧化铝凝胶和/或冰牛奶、冰盐水等。

(三)控制脑水肿

脑出血后48小时水肿达到高峰，维持3～5天或更长时间后逐渐消退。脑水肿可使ICP增高和导致脑疝，是影响功能恢复的主要因素和导致早期死亡的主要死因。积极控制脑水肿、降低ICP是脑出血急性期治疗的重要环节，必要时可行ICP监测。治疗目标是使ICP降至2.7 kPa(20 mmHg)以下，脑灌注压>9.3 kPa(70 mmHg)，应首先控制可加重脑水肿的因素，保持呼吸道通畅，适当给氧，维持有效脑灌注，限制液体和盐的入量等。应用皮质类固醇减轻脑出血后脑水肿和降低ICP，其有效证据不充分；脱水药只有短暂作用，常用药有20%甘露醇、利尿药(如呋塞米等)。

1.20%甘露醇

20%甘露醇为渗透性脱水药，可在短时间内使血浆渗透压明显升高，形成血与脑组织间渗透压差，使脑组织间液水分向血管内转移，经肾脏排出，每8 g甘露醇可由尿带出水分100 mL，用药后20～30分钟开始起效，2～3小时作用达峰。常用剂量125～250 mL，1次/6～8小时，疗程7～10天。如患者出现脑疝征象可快速加压经静脉或颈动脉推注，可暂时缓解症状，为术前准备赢得时间。冠心病、心肌梗死、心力衰竭和肾功能不全者慎用，用药不当可诱发肾衰竭和水盐及电解质失衡。因此，在应用甘露醇脱水时，一定要严密观察患者尿量、血钾和心肾功能，一旦出现尿少、血尿、无尿时应立即停用。

2.利尿剂

呋塞米注射液较常用，脱水作用不如甘露醇，但可抑制脑脊液产生，用于心肾功能不全不能用甘露醇的患者，常与甘露醇合用，减少甘露醇用量。每次20～40 mg，每天2～4次，静脉注射。

3.甘油果糖氯化钠注射液

该药为高渗制剂，通过高渗透性脱水，能使脑水分含量减少，降低颅内压。本品降低颅内压作用起效较缓，持续时间较长，可与甘露醇交替使用。推荐剂量为每次250～500 mL，每天1～2次，静脉滴注，连用7天左右。

4.10%人血清蛋白

通过提高血浆胶体渗透压发挥对脑组织脱水降颅压作用，改善病灶局部脑组织水肿，作用持久。适用于低蛋白血症的脑水肿伴高颅压的患者。推荐剂量每次10～20 g，每天1～2次，静脉滴注。该药可增加心脏负担，心功能不全者慎用。

5.地塞米松

可防止脑组织内星形胶质细胞肿胀，降低毛细血管通透性，维持血-脑屏障功能。抗脑水肿作用起效慢，用药后12～36小时起效。剂量每天10～20 mg，静脉滴注。由于易并发感染或使感染扩散,可促进或加重应激性上消化道出血,影响血压和血糖控制等,临床不主张常规使用,病情危重、不伴上消化道出血者可早期短时间应用。

若药物脱水、降颅压效果不明显,出现颅高压危象时可考虑转外科手术开颅减压。

(四)控制感染

发病早期或病情较轻时通常不需使用抗生素,老年患者合并意识障碍易并发肺部感染,合并吞咽困难易发生吸入性肺炎,尿潴留或导尿易合并尿路感染,可根据痰液或尿液培养、药物敏感试验等选用抗生素治疗。

(五)维持水、电解质平衡

患者液体的输入量最好根据中心静脉压(CVP)和肺毛细血管楔压(PCWP)来调整,CVP 保持在 0.7～1.6 kPa(5～12 mmHg)或者 PCWP 维持在 1.3～1.9 kPa(10～14 mmHg)。无此条件时每天液体输入量可按前 1 天尿量+500 mL 估算。每天补钠 50～70 mmol/L,补钾 40～50 mmol/L,糖类 13.5～18.0 g。使用液体种类应以 0.9%氯化钠注射液或复方氯化钠注射液(林格液)为主,避免用高渗糖水,若用糖时可按每 4 g 糖加 1 U 胰岛素后再使用。由于患者使用大量脱水药、进食少、合并感染等原因,极易出现电解质紊乱和酸碱失衡,应加强监护和及时纠正,意识障碍患者可通过鼻饲管补充足够热量的营养和液体。

(六)对症治疗

1.中枢性高热

宜先行物理降温,如头部、腋下及腹股沟区放置冰袋,戴冰帽或睡冰毯等。效果不佳可用多巴胺受体激动剂如溴隐亭 3.75 mg/d,逐渐加量至 7.5～15.0 mg/d,分次服用。

2.痫性发作

可静脉缓慢推注地西泮 10～20 mg(注意患者呼吸),发作控制后可予卡马西平片,每次100 mg,每天 2 次。

3.应激性溃疡

丘脑、脑干出血患者常合并应激性溃疡和引起消化道出血,机制不明,可能是出血影响边缘系统、丘脑、丘脑下部及下行自主神经纤维,使肾上腺皮质激素和胃酸分泌大量增加,黏液分泌减少及屏障功能削弱。常在病后第 2～14 天突然发生,可反复出现,表现呕血及黑便,出血量大时常见烦躁不安、口渴、皮肤苍白、湿冷、脉搏细速、血压下降、尿量减少等外周循环衰竭表现。可采取抑制胃酸分泌和加强胃黏膜保护治疗。用 H_2 受体阻滞剂，如：①雷尼替丁，每次 150 mg，每天2 次，口服；②西咪替丁，0.4～0.8 g/d，加入 0.9%氯化钠注射液，静脉滴注；③注射用奥美拉唑钠，每次 40 mg，每 12 小时静脉注射 1 次，连用 3 天。还可用硫糖铝，每次 1 g，每天 4 次，口服；或氢氧化铝凝胶，每次 40～60 mL，每天 4 次，口服。若发生上消化道出血可用去甲肾上腺素4～8 mg加冰盐水 80～100 mL，每天 4～6 次，口服；云南白药，每次 0.5 g，每天 4 次，口服。保守治疗无效时可在胃镜下止血，须注意呕血引起窒息，并补液或输血维持血容量。

4.心律失常

心房颤动常见，多见于病后前 3 天。心电图复极改变常导致易损期延长，易损期出现的期前收缩可导致室性心动过速或心室颤动。这可能是脑出血患者易发生猝死的主要原因。心律失常影响心排血量，降低脑灌注压，可加重原发脑病变，影响预后。应注意改善冠心病患者的心肌供血，给予常规抗心律失常治疗，及时纠正电解质紊乱，可试用β受体阻滞剂和钙通道阻滞剂治疗，维护心脏功能。

5.大便秘结

脑出血患者，由于卧床等原因，常会出现便秘。用力排便时腹压增高，从而使颅内压升高，可加重脑出血症状。便秘时腹胀不适，使患者烦躁不安，血压升高，也可使病情加重，故脑出血患者便秘的护理十分重要。便秘可用甘油灌肠剂（支），患者侧卧位插入肛门内 6～10 cm，将药液缓慢注入直肠内 60 mL，5～10 分钟即可排便；缓泻剂如酚酞 2 片，每晚口服，也可用番泻叶3～9 g泡服。

6.稀释性低钠血症

稀释性低钠血症又称血管升压素分泌异常综合征，10%的脑出血患者可发生。因血管升压素分泌减少，尿排钠增多，血钠降低，可加重脑水肿，每天应限制水摄入量在 800～1 000 mL，补钠 9～12 g；宜缓慢纠正，以免导致脑桥中央髓鞘溶解症。另有脑耗盐综合征，是心钠素分泌过高导致低钠血症，应输液补钠治疗。

7.下肢深静脉血栓形成

急性脑卒中患者易并发下肢和瘫痪肢体深静脉血栓形成，患肢进行性水肿和发硬，肢体静脉血流图检查可确诊。勤翻身、被动活动或抬高瘫痪肢体可预防；治疗可用肝素 5 000 U，静脉滴注，每天1 次；或低分子量肝素，每次 4 000 U，皮下注射，每天 2 次。

(七)外科治疗

可挽救重症患者的生命及促进神经功能恢复,手术宜在发病后6～24小时进行,预后直接与术前意识水平有关,昏迷患者通常手术效果不佳。

1.手术指征

(1)脑叶出血:患者清醒、无神经障碍和小血肿(<20 mL)者,不必手术,可密切观察和随访。患者意识障碍、大血肿和在CT片上有占位征,应手术。

(2)基底节和丘脑出血:大血肿、神经障碍者应手术。

(3)脑桥出血:原则上内科治疗。但对非高血压性脑桥出血如海绵状血管瘤,可手术治疗。

(4)小脑出血:血肿直径≥2 cm者应手术,特别是合并脑积水、意识障碍、神经功能缺失和占位征者。

2.手术禁忌证

(1)深昏迷患者(GCS 3～5级)或去大脑强直。

(2)生命体征不稳定患者,如血压过高、高热、呼吸不规则,或有严重系统器质病变者。

(3)脑干出血。

(4)基底节或丘脑出血影响到脑干。

(5)病情发展急骤,发病数小时即进入深昏迷者。

3.常用手术方法

(1)小脑减压术:是高血压性小脑出血最重要的外科治疗,可挽救生命和逆转神经功能缺损,病程早期患者处于清醒状态时手术效果好。

(2)开颅血肿清除术:占位效应引起中线结构移位和初期脑疝时外科治疗可能有效。

(3)钻孔扩大骨窗血肿清除术。

(4)钻孔微创颅内血肿清除术。

(5)脑室出血脑室引流术。

(八)早期康复治疗

原则上应尽早开始。在神经系统症状不再进展,没有严重精神、行为异常,生命体征稳定,没有严重的并发症、并发症时即可开始康复治疗的介入,但需注意康复方法的选择。早期康复治疗对恢复患者的神经功能、提高生活质量是十分有利的。早期对瘫痪肢体进行按摩及被动运动,开始有主动运动时即应根据康复要求按阶段进行训练，以促进神经功能恢复，避免出现关节挛缩、肌肉萎缩和骨质疏松；对失语患者需加强言语康复训练。

(九)加强护理，防治并发症

常见的并发症有肺部感染、上消化道出血、吞咽困难、水和电解质紊乱、下肢静脉血栓形成、肺栓塞、肺水肿、冠状动脉性疾病和心肌梗死、心脏损伤、痫性发作等。脑出血预后与急性期护理有直接关系，合理的护理措施十分重要。

1.体位

头部抬高15°～30°角，既能保持脑血流量，又能保持呼吸道通畅。切忌无枕仰卧。凡意识障碍患者宜采用侧卧位，头稍前屈，以利口腔分泌物流出。

2.饮食与营养

营养不良是脑出血患者常见的易被忽视的并发症，应充分重视。重症意识障碍患者急性期应禁食1～2天，静脉补给足够能量与维生素，发病48小时后若无活动性消化道出血，可鼻饲流质饮食，应考虑营养合理搭配与平衡。患者意识转清、咳嗽反射良好、能吞咽时可停止鼻饲，应注意喂食时宜取45°角半卧位，食物宜做成糊状，流质饮料均应选用茶匙喂食，喂食出现呛咳可拍背。

3.呼吸道护理

脑出血患者应保持呼吸道通畅和足够通气量，意识障碍或脑干功能障碍患者应行气管插管，指征是PaO_2＜8.0 kPa(60 mmHg)、$PaCO_2$＞6.7 kPa(50 mmHg)或有误吸危险者。鼓励勤翻身、拍背，鼓励患者尽量咳嗽，咳嗽无力痰多时可超声雾化治疗，呼吸困难、呼吸道痰液多、经鼻抽吸困难者可考虑气管切开。

4.压疮防治与护理

昏迷或完全性瘫痪患者易发生压疮，预防措施包括定时翻身，保持皮肤干燥清洁，在骶部、足跟及骨隆起处加垫气圈，经常按摩皮肤及活动瘫痪肢体促进血液循环，皮肤发红可用70％乙醇溶液或温水轻柔，涂以3.5％安息香酊。

七、预后与预防

(一)预后

脑出血的预后与出血量、部位、病因及全身状况等有关。脑干、丘脑及大量脑室出血预后差。脑水肿、颅内压增高及脑疝、并发症及脑-内脏(脑-心、脑-肺、脑-肾、脑-胃肠)综合征是致死的主要原因。早期多死于脑疝，晚期多死于中枢性衰竭、肺炎和再出血等继发性并发症。影响本病的预后因素有：①年龄较大；②昏迷时间长和程度深；③颅内压高和脑水肿重；④反复多次出血和出血量大；

⑤小脑、脑干出血；⑥神经体征严重；⑦出血灶多和生命体征不稳定；⑧伴癫痫发作、去大脑皮质强直或去大脑强直；⑨伴有脑-内脏联合损害；⑩合并代谢性酸中毒、代谢障碍或电解质紊乱者，预后差。及时给予正确的中西医结合治疗和内外科治疗，可大大改善预后，减少病死率和致残率。

（二）预防

总的原则是定期体检，早发现、早预防、早治疗。脑出血是多危险因素所致的疾病。研究证明，高血压是最重要的独立危险因素，心脏病、糖尿病是肯定的危险因素。多种危险因素之间存在错综复杂的相关性，它们互相渗透、互相作用、互为因果，从而增加了脑出血的危险性，也给预防和治疗带来困难。目前，我国仍存在对高血压知晓率低、用药治疗率低和控制率低等“三低”现象，恰与我国脑卒中患病率高、致残率高和病死率高等“三高”现象形成鲜明对比。因此，加强高血压的防治宣传教育是非常必要的。在高血压治疗中，轻型高血压可选用尼群地平和吲达帕胺，对其他类型的高血压则应根据病情选用钙通道阻滞剂、β受体阻滞剂、血管紧张素转化酶抑制剂（ACEI）、利尿剂等联合治疗。

有些危险因素是先天决定的，而且是难以改变甚至不能改变的（如年龄、性别）；有些危险因素是环境造成的，很容易预防（如感染）；有些是人们生活行为的方式造成的，是完全可以控制的（如抽烟、酗酒）；还有些疾病常常是可治疗的（如高血压）。虽然大部分高血压患者都接受过降压治疗，但规范性、持续性差，这样非但没有起到降低血压、预防脑出血的作用，反而使血压忽高忽低，易于引发脑出血。所以控制血压除进一步普及治疗外，重点应放在正确的治疗方法上。预防工作不可简单、单一化，要采取突出重点、顾及全面的综合性预防措施，才能有效地降低脑出血的发病率、病死率和复发率。

除针对危险因素进行预防外，日常生活中须注意经常锻炼、戒烟酒，合理饮食，调理情绪。饮食上提倡“五高三低”，即高蛋白质、高钾、高钙、高纤维素、高维生素及低盐、低糖、低脂。锻炼要因人而异，方法灵活多样，强度不宜过大，避免激烈运动。

第五节　脑栓塞

脑栓塞以前称栓塞性脑梗死，是指来自身体各部位的栓子，经颈动脉或椎动脉进入颅内，阻塞脑部血管，中断血流，导致该动脉供血区域的脑组织缺血缺氧而软化坏死及相应的脑功能障碍。临床表现出相应的神经系统功能缺损症状和体征，如急骤起病的偏瘫、偏身感觉障碍和偏盲等。大面积脑梗死还有颅内高压症状，严重时可发生昏迷和脑疝。脑栓塞约占脑梗死的15%。

一、病因与发病机制

(一)病因

脑栓塞按其栓子来源不同，可分为心源性脑栓塞、非心源性脑栓塞及来源不明的脑栓塞。心源性栓子占脑栓塞的60%～75%。

1.心源性

风湿性心脏病引起的脑栓塞，占整个脑栓塞的50%以上。二尖瓣狭窄或二尖瓣狭窄合并闭锁不全者最易发生脑栓塞，因二尖瓣狭窄时，左心房扩张，血流缓慢瘀滞，又有涡流，易于形成附壁血栓，血流的不规则更易使之脱落成栓子，故心房颤动时更易发生脑栓塞。慢性心房颤动是脑栓塞形成最常见的原因。其他还有心肌梗死、心肌病的附壁血栓，以及细菌性心内膜炎时瓣膜上的炎性赘生物脱落、心脏黏液瘤和心脏手术等病因。

2.非心源性

主动脉及发出的大血管粥样硬化斑块和附着物脱落引起的血栓栓塞也是脑栓塞的常见原因。另外，还有炎症的脓栓、骨折的脂肪栓、人工气胸和气腹的空气栓、癌栓、虫栓和异物栓等。除此之外还有来源不明的栓子等。

(二)发病机制

各个部位的栓子通过颈动脉系统或椎动脉系统时，栓子阻塞血管的某一分支，造成缺血、梗死和坏死，产生相应的临床表现；还有栓子造成远端的急性供血中断，该区脑组织发生缺血性变性、坏死及水肿；另外，由于栓子的刺激，该段动脉和周围小动脉反射性痉挛，结果不仅造成该栓塞的动脉供血区的缺血，同时因其周围的动脉痉挛，进一步加重脑缺血损害的范围。

二、病理

脑栓塞的病理改变与脑血栓形成基本相同。但是，有以下几点不同：①脑栓塞的栓子与动脉壁不黏连；而脑血栓形成是在动脉壁上形成的，所以栓子与动脉壁黏连不易分开。②脑栓塞的栓子可以向远端移行，而脑血栓形成的栓子不能。③脑栓塞所致的梗死灶，有60%以上合并出血性梗死；脑血栓形成所致的梗死灶合并出血性梗死较少。④脑栓塞往往为多发病灶,脑血栓形成常为一个病灶。另外,炎性栓子可见局灶性脑炎或脑脓肿,寄生虫栓子在栓塞处可发现虫体或虫卵。

三、临床表现

(一)发病年龄

风湿性心脏病引起者以中青年为多,冠心病及大动脉病变引起者以中老年人为多。

(二)发病情况

发病急骤,在数秒钟或数分钟之内达高峰,是所有脑卒中发病最快者,有少数患者因反复栓塞可在数天内呈阶梯式加重。一般发病无明显诱因,安静和活动时均可发病。

(三)症状与体征

约有 4/5 的脑栓塞发生于前循环,特别是大脑中动脉,病变对侧出现偏瘫、偏身感觉障碍和偏盲,优势半球病变还有失语。癫痫发作很常见,因大血管栓塞,常引起脑血管痉挛,有部分性发作或全面性发作。椎-基底动脉栓塞约占 1/5,起病有眩晕、呕吐、复视、交叉性瘫痪、共济失调、构音障碍和吞咽困难等。栓子进入一侧或两侧大脑后动脉有同向性偏盲或皮质盲。基底动脉主干栓塞会导致昏迷、四肢瘫痪,可引起闭锁综合征及基底动脉尖综合征。

心源性栓塞患者有心悸、胸闷、心律不齐和呼吸困难等。

四、辅助检查

(一)胸部 X 线检查

可发现心脏肥大。

(二)心电图检查

可发现陈旧或新鲜心肌梗死、心律失常等。

(三)超声心动图检查

超声心动图检查是评价心源性脑栓塞的重要依据之一,能够显示心脏立体解剖结构,包括瓣膜反流和运动、心室壁的功能和心腔内的肿块。

(四)多普勒超声检查

有助于测量血流通过狭窄瓣膜的压力梯度及狭窄的严重程度。彩色多普勒超声血流图可检测瓣膜反流程度并可研究与血管造影的相关性。

(五)经颅多普勒超声(TCD)

TCD可检测颅内血流情况,评价血管狭窄的程度及闭塞血管的部位,也可检测动脉粥样硬化的斑块及微栓子的部位。

(六)神经影像学检查

头颅CT和MRI检查可显示缺血性梗死和出血性梗死改变。合并出血性梗死高度支持脑栓塞的诊断,许多患者继发出血性梗死临床症状并未加重,发病3～5天复查CT可早期发现继发性梗死后出血。早期脑梗死CT检查难于发现,常规MRI假阳性率较高,MRI弥散成像(DWI)和灌注成像(PWI)可以发现超急性期脑梗死。磁共振血管成像(MRA)是一种无创伤性显示脑血管狭窄或阻塞的方法,造影特异性较高。数字减影血管造影(DSA)可更好地显示脑血管狭窄的部位、范围和程度。

(七)腰椎穿刺脑脊液检查

脑栓塞引起的大面积脑梗死可有压力增高和蛋白含量增高。出血性脑梗死时可见红细胞。

五、诊断与鉴别诊断

(一)诊断

(1)多为急骤发病。

(2)多数无前驱症状。

(3)一般意识清楚或有短暂意识障碍。

(4)有颈内动脉系统或椎-基底动脉系统症状和体征。

(5)腰椎穿刺脑脊液检查一般不应含血,若有红细胞可考虑出血性脑栓塞。

(6)栓子的来源可为心源性或非心源性,也可同时伴有脏器栓塞症状。

(7)头颅CT和MRI检查有梗死灶或出血性梗死灶。

(二)鉴别诊断

1.血栓形成性脑梗死

均为急性起病的偏瘫、偏身感觉障碍,但血栓形成性脑梗死发病较慢,短期内症状可逐渐进展,一般无心房颤动等心脏病症状,头颅CT很少有出血性梗死灶,以资鉴别。

2.脑出血

均为急骤起病的偏瘫，但脑出血多数有高血压、头痛、呕吐和意识障碍，头颅CT检查示为高密度灶可以鉴别。

六、治疗

(一)抗凝治疗

对抗凝治疗预防心源性脑栓塞复发的利弊，仍存在争议。有的学者认为脑栓塞容易发生出血性脑梗死和大面积脑梗死，可有明显的脑水肿，所以在急性期不主张应用较强的抗凝药物，以免引起出血性梗死，或并发脑出血及加重脑水肿。也有学者认为，抗凝治疗是预防随后再发栓塞性脑卒中的重要手段。心房颤动或有再栓塞风险的心源性病因、动脉夹层或动脉高度狭窄的患者，可应用抗凝药物预防再栓塞。栓塞复发的高风险可完全抵消发生出血的风险。常用的抗凝药物有以下几种。

1.肝素

有妨碍凝血活酶的形成作用；能增强抗凝血酶、中和活性凝血因子及纤溶酶；还有消除血小板的凝集作用，通过抑制透明质酸酶的活性而发挥抗凝作用。肝素每次 12 500～25 000 U(100～200 mg)加入 5%葡萄糖注射液或 0.9%氯化钠注射液 1 000 mL 中，缓慢静脉滴注或微泵注入，以每分钟 10～20 滴为宜，维持48 小时，同时第 1 天开始口服抗凝药。

有颅内出血、严重高血压、肝肾功能障碍、消化道溃疡、急性细菌性心内膜炎和出血倾向者禁用。根据部分凝血活酶时间(APTT)调整剂量，维持治疗前APTT 值的 1.5～2.5 倍，及时检测凝血活酶时间及活动度。用量过大，可导致严重自发性出血。

2.那曲肝素钙

那曲肝素钙，亦被称为低分子肝素钙，是一种由普通肝素通过硝酸分解纯化而得到的低分子肝素钙盐，其平均分子量为 4 500。目前认为低分子肝素钙是通过抑制凝血酶的生长而发挥作用。另外，还可溶解血栓和改善血流动力学。对血小板的功能影响明显小于肝素，很少引起出血并发症。因此，那曲肝素钙是一种比较安全的抗凝药。每次 4 000～5 000 U(WHO 单位)，腹部脐下外侧皮下垂直注射，每天 1～2 次，连用 7～10 天，注意不能用于肌内注射。可能引起注射部位出血性淤斑、皮下淤血、血尿和过敏性皮疹。

3.华法林

华法林为香豆素衍生物钠盐，通过拮抗维生素 K 的作用，使凝血因子Ⅱ、

Ⅶ、Ⅸ和Ⅹ的前体物质不能活化，在体内发挥竞争性的抑制作用，为一种间接性的中效抗凝剂。第1天给予5～10 mg口服，第2天半量；第3天根据复查的凝血酶原时间及活动度结果调整剂量，凝血酶原活动度维持在25%～40%给予维持剂量，一般维持量为每天2.5～5.0 mg，可用3～6个月。不良反应可有牙龈出血、血尿、发热、恶心、呕吐、腹泻等。

(二)降颅压药物

脑栓塞患者常为大面积脑梗死、出血性脑梗死，常有明显脑水肿，甚至发生脑疝的危险，对此必须立即应用降颅压药物。心源性脑栓塞应用甘露醇可增加心脏负荷，有引起急性肺水肿的风险。20%甘露醇每次只能给125 mL静脉滴注，每天4～6次。为增强甘露醇的脱水力度，同时必须加用呋塞米，每次40 mg静脉注射，每天2次，可减轻心脏负荷，达到保护心脏的作用，保证甘露醇的脱水治疗；甘油果糖每次250～500 mL缓慢静脉滴注，每天2次。

(三)血管扩张药

1.丁苯酞

每次200 mg，每天3次，口服。

2.葛根素注射液

每次500 mg加入5%葡萄糖注射液或0.9%氯化钠注射液250 mL中静脉滴注，每天1次，可连用10～14天。

3.复方丹参注射液

每次2支(4 mL)加入5%葡萄糖注射液或0.9%氯化钠注射液250 mL中静脉滴注，每天1次，可连用10～14天。

4.川芎嗪注射液

每次100 mg加入5%葡萄糖注射液或0.9%氯化钠注射液250 mL中静脉滴注，每天1次，可连用10～15天，有脑水肿和出血倾向者忌用。

(四)抗血小板聚集药物

早期暂不应用，特别是已有出血性梗死者急性期不宜应用。当急性期过后，为预防血栓栓塞的复发，可较长期应用阿司匹林或氯吡格雷。

(五)原发病治疗

对感染性心内膜炎(亚急性细菌性心内膜炎)，在病原菌未培养出来时，给予青霉素每次320万～400万U加入5%葡萄糖注射液或0.9%氯化钠注射液250 mL中静脉滴注，每天4～6次；已知病原微生物，对青霉素敏感的首选青霉素，对青霉素不敏感者选用头孢曲松钠，每次2 g加入5%葡萄糖注射液250～500 mL中静脉滴注，12小时滴完，每天2次。对青霉素过敏和过敏体质者慎用，对头孢菌素类药物过敏者禁用。对青霉素和头孢菌素类抗生素不敏感者可应用去甲万古霉素，30 mg/(kg·d)，分2次静脉滴注，每0.8 g药物至少加200 mL液体，在1小时以上时间内缓慢滴入，可用4～6周，24小时内最大剂量不超过2 g，此药有明显的耳毒性和肾毒性。

七、预后与预防

(一)预后

脑栓塞急性期病死率为5%～15%，多死于严重脑水肿、脑疝。心肌梗死引起的脑栓塞预后较差，多遗留严重的后遗症。如栓子来源不消除，半数以上患者可能复发，约2/3在1年内复发，复发的病死率更高。10%～20%的脑栓塞患者可能在病后10天内发生第2次栓塞，病死率极高。栓子较小、症状较轻、及时治疗的患者，神经功能障碍可以部分或完全缓解。

(二)预防

最重要的是预防脑栓塞的复发。目前认为对于心房颤动、心肌梗死、二尖瓣脱垂患者可首选华法林作为二级预防的药物，阿司匹林也有效，但效果低于华法林。华法林的剂量一般为每天2.5～3.0 mg，老年人每天1.5～2.5 mg，并可采用国际标准化比值(INR)为标准进行治疗，既可获效，又可减少出血的危险性。

据临床研究结果表明，高血压是引起出血的主要危险因素，如能严格控制高血压，华法林的剂量强度控制在INR2.0～3.0，则其出血发生率可以降低。因此，目前认为华法林可以作为某些心源性脑栓塞的预防药物。

第三章 心内科疾病

第一节 继发性高血压

一、概述

继发性高血压又称症状性高血压，可见于多种疾病。该种高血压的临床表现，以及对靶器官的损伤等与原发性高血压极为相似，因此当继发原因疾病表现不明显或限于诊疗水平、检查条件等，经常容易当作原发性高血压对待。由于原发性和继发性高血压处理方法不尽相同，而且某些继发性高血压通过手术、介入等手段治疗原发疾病，可能达到临床治愈高血压，因此区分高血压的原因以及继发患者的病因具有重要意义。

（一）西医学认识

西医学认为引起继发性高血压的疾病常见的有四种。

1.肾性高血压

肾性高血压包括肾实质性病变，如急慢性肾小球肾炎、慢性肾盂肾炎、先天性肾脏病变、肾脏肿瘤、肾结核、肾结石和妊娠高血压综合征，继发于各种结缔组织、糖尿病、梗阻性肾病等的肾脏损害，肾功能不全；其次，常见的还有肾血管病变，如肾动脉或静脉狭窄、阻塞等；另外，肾组织周围病变，如脓肿、创伤、出血也可出现高血压症状。

2.内分泌疾病

如腺垂体功能亢进、甲状旁腺功能亢进、肾上腺性变态综合征、皮质醇增多症（库欣综合征）、嗜铬细胞瘤、原发性醛固酮综合征等。

3.血管疾病

血管疾病如主动脉狭窄、多发性大动脉炎等引起的高血压。

4.颅脑疾病

脑部创伤、脑部肿瘤、脑干感染等。

上述原因中以肾性高血压最为常见，占全部高血压患者的2%～4%。随着医学检查及检测手段的进步，大大提高了继发性高血压的诊断水平，治疗手段上主要是针对原发病，包括手术、介入等治疗在内，及时有效的处理措施，往往能够控制高血压，甚至使高血压消失。

(二)中医学认识

中医学根据症状辨证本病仍属于眩晕、头痛、肝风、水肿等范畴，有机结合西医学辨病，重点寻找疾病原因是提高疗效的主要方法。对继发性高血压轻度患者可以中药为主，对中、重度患者需以中西医结合治疗为主，除选取现代医学具有较强针对性治疗外，西药控制血压迅速，要注意合理选用，但应用不当容易出现不良反应、耐药性，降低患者生活质量；中药具有整体调节、治病求本、不良反应少等特点。近年来一些研究表明：中医药包括降压复方(加味地黄汤、天麻钩藤饮、二仙汤、远菊二天散、磁石五草汤等)、单味药(汉防己、钩藤、葛根、杜仲、野菊花、桑寄生等)可以改善高血压导致的心肌肥厚、心肌缺血，改善动脉硬化、调节血脂代谢、治疗或防治局部血栓形成，实验研究证实可以改善肾实质性高血压患者的血浆一氧化氮、内皮素水平等。

二、原发性醛固酮增多症

醛固酮增多症主要是因肾上腺腺瘤或增生导致的醛固酮分泌增多，分原发与继发两种。原发性醛固酮增多症是一种常见的继发性高血压症，近来由于CT和MRI在临床上广泛应用，使原醛的发现也越来越多，在出现高血压的各种原因中占0.4%～2.0%。其发病年龄从儿童到老人都可发生，好发年龄为30～50岁，增生者发病率在男女性别中没有差别，腺瘤多见于女性，约占70%。由于本病是一种可以治愈的高血压，及时发现、及时治疗可以有效控制高血压和低钾血症，减少心血管等靶器官免受损害，对延长生命、提高生活质量有十分重要的意义。

(一)病因与发病机制

1.西医学认识

(1)病因：原发性醛固酮增多症可以分为醛固酮瘤、特发性醛固酮增多症、地塞米松可抑制性醛固酮增多症3种，其中以醛固酮瘤最为多见，主要是一侧单个的肾上腺皮质腺瘤，占90%左右。特发性醛固酮增多症其病变为双侧球状带细胞的结节状增生,发病原因尚未明确。地塞米松可抑制性醛固酮增多症呈家族发病倾向,多见于男性青少年,病理为肾上腺皮质球状带或束状带的增生,特点是采用地塞米松治疗效果良好。

(2)发病机制:原发性醛固酮增多症主要是由于肾上腺增生,醛固酮分泌过多,远曲小管钠钾交换异常增强,钾排除过多,水钠潴留引起血容量增多,导致容量依赖性高血压及尿钾增多引起的低血钾综合征。

2.中医学认识

中医学中无本病相应记载。根据其临床表现应属于眩晕、水肿、心悸、怔忡等范畴。本病以高血压眩晕、头痛、乏力等症为主要临床表现,气火亢盛为其主要病机,病变脏腑主要在肝,引起疏泄失常,水湿内停,或泛滥溢于肌肤,或化火上扰神明,或日久致阴阳两虚。

(二)诊断及辨证

1.西医诊断

(1)症状与体征。①高血压:为容量依赖性,大多为良性,偶见恶性高血压。②低血钾综合征:表现为神经功能障碍,肌无力,周期性瘫痪,心律失常等,失钾引起肾小管损伤时还可出现口渴、多饮、多尿;代谢性碱中毒时因血清游离钙水平降低还可出现肌肉痉挛。

(2)实验室检查。

低血钾:在停用影响血钾的药物如排钾利尿剂后,反复多次测定。绝大多数患者血钾低于正常,一般值<3 mmol/L。腺瘤者多呈持续性低钾、腺体增生者血钾水平呈波动性,有时也会正常。血钾检查的同时测定尿钾,观察尿钾排出是否增多。

血钠:一般处于正常高限或略高于正常。

代谢性碱中毒:血 pH 及 CO_2 结合力常偏高,其中以肾上腺瘤或癌者表现明显。有手足抽搐者查血浆游离钙、血镁常轻度降低,血氢化物正常或偏低。

尿检查:尿钾排出增多,>25 mmol/L 以上,尿钠排出量常较摄入量为少,尿液 pH 常呈中性或碱性,有时为间歇性或持续性蛋白尿,尿比重偏低,常固定于1.010~1.015。

尿醛固酮:在固定钠、钾摄入量后留取 24 小时尿,测定尿醛固酮排出量,一般情况下排出量高于正常。给予患者补钾后尿醛固酮排泄会增加,高钠饮食后排泄则会降低。

血醛固酮:在固定钠钾摄入量 7 天后测定血浆醛固酮含量,一般明显高于正常，有时可高出数十倍，腺瘤较之腺体增生者更为明显。

尿18-羟皮质醇与18-羟皮质酮：两者为生成醛固酮的前体，会明显升高。有条件者测定其血浆浓度会发现明显增高。目前本测定方法国内已经建立，通过测定发现中国人尿24小时18-羟皮质酮正常值与国外测定正常值基本一致，而且腺瘤和增生患者含量水平具有明显不同，腺瘤患者明显高于增生患者，两者之间几无重叠性，与国外研究的结果一致，认为可作为临床原发性醛固酮增多症诊断和鉴别诊断的一个高敏感性、高特异性的生化指标。

(3)特殊试验。

低钠试验：每天摄入20 mmol、钾60 mmol，可见患者尿钾排出减少，血钾升高，时间越长血钾升高越明显，患者的血压也可以出现明显的下降。

高钠试验：对病情较轻，血钾下降不明显者可以给予高钠饮食，每天300 mmol、钾每天60 mmol，共3～5天。可见患者尿钾排出明显增多、血钾下降。注意血清钾浓度过低者不宜做本试验，同时试验过程中要注意低血钾所致的各种并发症。

螺内酯试验：每次给予80～120 mg，每天3～4次，连续投药1～2周，若血钾上升甚至接近正常、血压下降、尿钾排泄减少可考虑为本病。螺内酯试验虽然阳性率较高，有报道指出为100%，是诊断醛固酮增多症的好方法，但不能鉴别原发还是继发性。文献资料表明，血浆醛固酮水平升高且不受抑制，血浆肾素活性降低且不被兴奋是诊断原醛的确诊性指标，若血浆醛固酮和血浆肾素活性比值＞400即可确诊，若＜200则可排除原醛，因而结合血浆醛固酮水平测定来诊断本病可靠性高。

赛庚啶试验：服用本药8 mg前后每30分钟取血1次，共4次，测定2小时内血浆醛固酮的改变，血浆醛固酮值低于4 ng/dL，或较用药前下降30%以上时为增生，腺瘤一般变化不大。有报道指出，以抑制率50%为标准鉴别增生和腺瘤，该抑制试验的诊断符合率可高达87%。

立位激发试验：因为腺瘤依赖于促肾上腺皮质激素半自主分泌醛固酮，而特发性醛固酮增多症(结节状增生)依靠血管紧张素Ⅱ分泌，当立位4小时后，增生者可以出现血浆醛固酮水平增高，而腺瘤者其水平不变或出现降低，由此区分增生抑制或腺瘤(癌)。

卡托普利试验：服用卡托普利25 mg 2小时后测定血浆肾素活性与醛固酮浓度，一般原发性醛固酮患者仍会醛固酮增高，血浆肾素活性没有变化，而在原发性高血压患者则醛固酮水平降低，血浆肾素活性增高，该试验可资两者鉴别。

诊断性治疗：对怀疑糖皮质激素可抑制性原发性醛固酮增多症者，可给予小剂量地塞米松每天0.5 mg，若患者血压下降，血钾钠水平出现改善，则可诊断本病。

(4)特殊检查。

B超检查：无侵袭性检查，简便易行。可探查出直径≥1.0 cm 的腺瘤，对小或仅为增生者则难诊断。

CT或MRI检查：近年普遍使用，检出率高，但对增生型或伴结节者可能漏误诊，需要注意。

肾上腺静脉造影：造影过程中通过导管自左右肾上腺分别取血，测定醛固酮含量，增生者两侧均高，一侧腺瘤者明显高于对侧。该方法是鉴别原发性醛固酮增生症为肾上腺腺瘤或增生的重要方法，并有助于腺瘤的定位、关系到治疗方法的选择，但因属于创伤性检查，技术难度较高，造影过程中有时会引起肾上腺静脉血栓，有一定危险性，应根据适应证有选择地加以应用。

患者如有高血压表现，血或尿醛固酮水平升高，高钠饮食不能抑制；血浆肾素活性降低，低钠饮食或服排钠利尿剂不能激发；尿17-羟、17-酮皮质酮检查正常。行肾上腺CT或MRI检查肾上腺常可发现异常。

2.中医辨证及分析

(1)肝旺脾湿：情志不遂，恼怒伤肝，肝气郁结，疏泄失常，克伐脾土，脾失健运，蕴湿生痰，表现为眩晕、头痛、恶心呕吐、口黏口苦、手抖肌颤、大便黏腻不爽。在中医理论中，舌边红苔腻或黄、脉弦数也为肝旺脾湿之象。

(2)肝肾阴虚火旺：素体阴虚，肝血不足，肾阴亏损，复加情志刺激，暗耗阴血，互为因果，致肝肾阴虚火旺，表现为头晕、头痛、口舌咽干、腰膝酸软、心悸失眠、大便秘结、月经量少或闭经，舌红少津、少苔或无苔、脉沉细数或弦细也为阴虚火旺之象。

(3)肾阴阳两虚：病情日久，阴损及阳，致阴阳两虚，表现为头晕目眩、耳鸣如蝉、腰膝酸软、肢体水肿、骨质不坚、畏寒肢冷、不耐风寒、女子闭经、男子阳痿早泄，舌淡暗或舌体胖有齿痕、舌苔腻、脉弦滑或沉细弱也为阴阳两虚之象。

(三)中西医治疗

1.西医治疗

原发性醛固酮增多症患者根据病因其治疗方法有所不同，肾上腺腺瘤或癌症患者首选开放手术切除，大部分血压正常，几乎所有病例均可得到改善，不愿接受手术者可采用补钾与螺内酯治疗，有效剂量为每天100～400 mg，分3～4次口服。

对肾上腺增生患者因手术效果较差，手术后血浆醛固酮水平虽能降为正常，低血钾得以改善，但血压仍然增高，所以目前主张内科治疗。首选药物为螺内酯，剂量服法同上，可长年持续服用，配合使用噻嗪类利尿剂可进一步改善血压并可减少螺内酯的用量。出现胃肠紊乱、乳房压痛、月经不调，男性乳房发育等不良反应时可服用其他保钾利尿剂如氨苯蝶啶、阿米洛利，但作用较螺内酯差。治疗过程中同时应注意补钾，如氯化钾每天 3～6 g，分次口服，并加用一般降血压药物。对诊断为地塞米松可治型者应予地塞米松，每天 1～2 mg，顿服治疗，但需长期服用。

2.中医治疗

(1)分型论治。

1)肝旺脾湿。

主证：眩晕、头痛、恶心呕吐、口黏口苦、手抖肌颤、大便黏腻不爽。舌边红苔腻或黄、脉弦数。

治法：舒肝健脾，清利湿热。

方药：逍遥散合龙胆泻肝汤。柴胡、当归、白芍、白术各 10 g，茯苓 15 g，煨姜 9 g，薄荷 6 g，山栀子、黄芩、生地黄、龙胆草各 9 g，车前子 15 g，甘草 3 g。

方解：柴胡、薄荷舒肝解郁清热，当归、白芍、生地黄养血柔肝，白术、茯苓健脾化湿，煨姜温脾燥湿，龙胆草、泽泻、车前子、山栀子清利肝胆湿热，黄芩清热燥湿。

加减法：头晕重者加生石决明 30 g，恶心呕吐重者加半夏、竹茹各 10 g，失眠加远志 10 g，祛痰安神。

2)肝肾阴虚火旺。

主证：头晕、头痛、口舌咽干、腰膝酸软、心悸失眠、大便秘结、月经量少或闭经，舌红少津、少苔或无苔、脉沉细数或弦细。

治法：滋补肝肾，清泄相火。

方药：滋水清肝饮。熟地黄 15 g，山药、山萸肉、丹皮、茯苓、泽泻各10～12 g，当归、白芍、柴胡、山栀子、大枣各 10 g。

方解：熟地黄、山药、山萸肉、丹皮、茯苓、泽泻滋补肝肾之阴，壮水以治火；柴胡、山栀子清泻肝火；当归、白芍、大枣养血生精。

加减法：若闭经、皮下瘀斑者，加益母草 30 g，泽兰、川芎各 12 g，活血化瘀；大便秘结者加大白芍用量，或加火麻仁 10～15 g，润肠通便；乏力肢软者加黄芪

30 g、党参 10 g，补中益气。

3）肾阴阳两虚。

主证：头晕目眩、耳鸣如蝉、腰膝酸软、肢体水肿、骨质不坚、畏寒肢冷、不耐风寒、女子闭经、男子阳痿早泄，舌淡暗或舌体胖有齿痕、舌苔腻、脉弦滑或沉细弱。

治法：温阳滋阴。

方药：金匮肾气丸。熟地黄 15 g，山药、山萸肉、丹皮、茯苓、泽泻各10～12 g，肉桂 3～6 g 附子 3～10 g。

方解：熟地黄、山药、山萸肉、丹皮、茯苓、泽泻滋补肝肾之阴，肉桂、附子温补肾阳。

加减法：若水肿者，加猪苓、冬瓜皮、赤小豆各 10～30 g 利水消肿；骨质不坚、腰膝酸软者，加骨碎补、桑寄生、狗骨各 10～15 g 壮腰健骨；闭经及阳痿者，加紫河车、鹿茸、鹿角霜各 10 g 壮阳益精。

（2）辨证论治要点。本病临床症状繁多，表现各异，因此在辨证时要抓主证。病之早期，气火亢盛为主，应以泻肝实脾为主；病情发展规律出现体胖乏力、头晕耳鸣、腰膝酸软、闭经阳痿，为肝郁克脾、脾病及肾，壮火暗耗阴精，阴虚阳亢为主要病机，应滋补肝肾，清泄相火；久阴损及阳，出现阴阳两虚证候，当以滋阴壮阳为主。但要注意本病各期均有热象，除明辨虚实外，要注意清热，而晚期之热象为阴虚火旺，只能采用壮水以治火的方法。同时在辨证分型治疗基础上加强活血利水，软坚散结作用。

三、嗜铬细胞瘤

嗜铬细胞瘤起源于身体的嗜铬组织，以肾上腺、交感神经节、旁交感神经节为多见，也可出现于其他部位的嗜铬组织中。由于肿瘤细胞大量释放儿茶酚胺（CA），包括去甲肾上腺素（NE）、肾上腺素（E）、多巴胺（DM），因而出现包括阵发性或持续性高血压在内的多种临床表现，病势凶险大，但及早诊断，手术大多可以治愈。

（一）病因与发病机制

1.病因

85％肿瘤位于肾上腺髓质，其余少数位于腹膜后腹主动脉前，腰椎旁间隙、肠系膜下动脉开口处主动脉旁的嗜铬体，偶可见起源于肾上极、肾门、腹腔神经丛、卵巢、膀胱内等处者。本病形成原因目前尚未明了，有呈家族遗传倾向者，男女患病率大致相等，各年龄组均可发病，但以20～40岁组最多。

2.病理生理

嗜铬细胞瘤通过弥散或胞吐方式释放大量CA，作用于肾上腺素能受体，使血管收缩，同时肾上腺素作用于心肌，导致心每搏量增加，产生持续性或阵发性收缩及舒张压增高，其中以持续性高血压者为多见。由于CA的大量释放还可引起机体耗氧量增加，基础代谢率升高，糖原分解，胰岛素分泌受到抑制，出现空腹血糖升高，脂肪分解增多，游离脂肪酸升高等一系列代谢紊乱现象。当肿瘤坏死、瘤内出血或引起严重心律失常等情况时，也可出现低血压及休克症状。近年来，对家族型嗜铬细胞瘤的分子遗传学研究取得了重要进展，RET原癌基因突变和VHL基因的失活可能分别是内分泌腺瘤2型和VHL病的致病因素；散发型嗜铬细胞瘤分子发病机制，可能涉及癌基因的激活、抑癌基因的缺失以及凋亡障碍和端粒酶活性增强等诸多因素。

(二)诊断

1.临床表现

(1)高血压：持续或阵发性的血压增高，病史短，常见于年轻人，阵发性高血压者具特征性，每因精神刺激、排便等诱发，出现血压骤然升高，收缩压可高达40.0 kPa(300 mmHg)，舒张压也相应增高；持续高血压者有半数会出现阵发性加剧倾向，同时可伴有轻重不一的头痛、心悸、多汗之三联症状，严重发作时可以出现高血压脑病、肺水肿、心力衰竭或休克等症状。血压升高时大多伴有视物模糊，眼底检查为出血、渗出、视盘水肿。普通降压治疗效果多不理想。

(2)代谢紊乱：有类似甲状腺功能亢进症的表现，基础代谢率增高，或伴轻度发热；糖代谢紊乱可出现空腹血糖升高，四肢无力或其他糖尿病症状，也有报道出现低血糖反应者；脂质代谢紊乱可以出现消瘦等。

(3)其他：由于CA引起肠蠕动及张力减弱，常可出现便秘、腹胀、腹痛等症状，当胃肠壁血管出现增殖性或闭塞性动脉内膜炎时，引起肠坏死、出血；胃肠穿孔时，可有急腹症表现。当嗜铬细胞瘤发生于膀胱内时可发生排尿性晕厥。

2.诊断依据

对有阵发性或持续性高血压尤其是血压波动较大，而无其他疾病的年轻患者要高度怀疑本病，结合内分泌测定、药物激发、影像定位检查进行诊断。部分患者很难找到原发肿瘤灶，有时在尸检时才发现，所以更要警惕。

(1)理化检查。①24小时尿3-甲氧基-4-羟基苦杏仁酸(VMA)测定：VMA是E和NE的终产物，正常值为2.0～6.8 mg，本病患者VMA明显增高。该检查敏感，特异性高，据报道可以用随时尿来代替24小时尿，临床极为常用。②24小时尿CA测定：在禁服甲基多巴、三环类抗抑郁剂、复合维生素B后，90%患者尿CA增高，且多是正常的1～2倍。本检查方便可靠。③血儿茶酚胺测定：安静状态下采取血样，最好采用皮肤埋针，减少针刺对CA释放的影响。采样前3小时内不能喝咖啡、吸烟或饮茶，对荧光有反应的物质如香蕉、水杨酸类、降压药如利血平、硝普钠停用1周以上，方可进行检查，目前各实验室外的测定结果差异很大，影响因素多，测定困难，这点需要注意。④尿NE与3-4二羟基苯乙醇酸(3-4 DHPG)的比值测定：在以NE分泌为主的本病患者，比值常为正常人的7～8倍，而以E分泌为主者比值不升高。⑤CA合成酶的免疫化学测定：目前正在研究当中，主要用于本病患者的诊断定位，当CA合成酶酪氨酸羟化酶缺乏时提示无功能性嗜铬细胞瘤位于肾上腺以外。

(2)药物抑制和激发试验。①可乐定抑制试验：口服可乐定0.3 mg后，1、2、3小时取血测定血浆NE、E。本病患者血压虽然下降，但血浆NE、E水平没有变化。需要注意本实验结果有时不可靠，须与其他激发试验同时进行，检查前须停用β受体阻滞剂、利尿剂、可乐定、抗忧郁剂等。②胰高血糖素激发试验：用0.5～1.0 mg静脉滴注，1～3分钟后抽血测定CA量，比试验前增加3倍以上，且比冷加压试验时血压升高2.7/2.0 kPa(20/15 mmHg)以上为阳性，目前机制未明，但有报道特异性较高而敏感性较差。③酚妥拉明阻滞试验：试验前1周停用镇静药及降压药，尤其是利血平，静脉滴注该药5 mg，开始3分钟内每30秒测血压1次，以后每2分钟1次，共20分钟，如果2分钟内血压下降4.7/2.0 kPa(35/15 mmHg)，并维持3～5分钟以上者为阳性。

(3)定位诊断。①B超：无创简便，对肾上腺之嗜铬细胞瘤较易诊断；②CT扫描及磁共振成像术(MRI)：对肾上腺内嗜铬细胞瘤敏感性、准确性很高，对肾上腺外者MRI较CT扫描更为优越，而且无需注射造影剂加强扫描，尤其适合于妊娠期妇女检查；③间碘苄胍闪烁扫描(^{131}I-MIBG)：由于其分子结构与去甲肾上腺素相似，注射后易被肾上腺组织吸收，因此特异性很高，对肾上腺外者敏感性差，但对恶性嗜铬细胞瘤的转移灶定位较好。有报道对^{131}I-MIBG检查进行了定量分析，认为肾上腺/心肌比值是鉴别嗜铬细胞瘤与肾上腺髓质增生的有效方法，当比值>1.5(24小时)、1.6(48小时)、1.8(72小时)时提示嗜铬细胞瘤，晚期显像、心肌显像是排除嗜铬细胞瘤的指标之一，认为肾上腺髓质显像定量分析是诊断、鉴别诊断嗜铬细胞瘤与肾上腺髓质增生的最客观、最灵敏的方法。

(三)中西医治疗

1.西医治疗

(1)内科急性降压:对嗜铬细胞瘤患者突然出现的血压过度增高,出现高血压危象时,首选硝普钠或酚妥拉明静脉滴注,并根据血压下降情况调整给药剂量。

(2)内科长期治疗:对嗜铬细胞瘤定位不明确或由于全身情况差不能进行手术者,可以采用降压药物长期口服治疗。一般使用α受体阻断剂哌唑嗪1 mg每天3次,酚苄明10 mg,每6小时1次或每8小时1次,特拉唑嗪2 mg,每天1次。在上述基础上加用钙离子拮抗剂,也可选用β受体阻滞剂如美托洛尔25 mg,每天2次。外科手术前也可以采用此种方法控制血压。对恶性嗜铬细胞瘤广泛远处转移,失去手术机会者,除上述α与β受体阻滞剂外,可配合使用血管紧张素转换酶抑制剂(如卡托普利、马来酸依钠普利等)偶可取得显效。

(3)手术期血压控制:选用酚妥拉明或硝普钠静脉滴注或用哌唑嗪口服控制血压,同时注意纠正心律失常,适当补充血容量,防止术后产生低血压。

(4)手术切除及栓塞治疗:切除肿瘤是本病的根治性措施,属肾上腺增生者可作次全切除术。也有报道采用经肾上腺动脉滴注化疗药加栓塞治疗巨大肾上腺嗜铬细胞瘤者,目前也可采用腹腔镜下手术切除方法,本法创伤小、患者痛苦少,已被推崇为治疗嗜铬细胞瘤的手术标准方法,适合于肿瘤直径<15 cm者。

2.中医治疗

根据患者高血压表现进行辨证施治(参照高血压病的中西医结合治疗)。由于在肾上腺存在增生或肿瘤,因而可以考虑在辨证基础上加强活血化瘀、软坚散结治疗,加用贝母、玄参、海藻、昆布、鳖甲等药物,可能效果会更好。

四、肾实质性高血压

多数肾实质性疾病均伴有高血压,一般认为占高血压患病率的5%以上,其中常见的有慢性肾小球肾炎、多囊肾、慢性肾盂肾炎,糖尿病肾病,自身免疫性血管病变,肾移植术后伴发的高血压等。需要注意的是,不同肾脏疾病高血压的发生率差异很大,随着病情发展进入终末期肾病时,高血压发生率可高达80%以上。

(一)慢性肾小球肾炎

慢性肾小球肾炎以水肿、高血压、尿改变为常见临床表现,分普通型、肾病型、高血压型3种,但这些分型并不绝对,有时交替并见,最后表现为肾功能不全及高血压。病理组织类型有局灶节段性硬化、IgA 肾病、膜性增生性肾病等。其高血压发生机制主要与水钠潴留、血容量扩张相关，同时肾实质损害后肾小球玻璃样变性、间质结缔组织增生、肾小管萎缩、肾细小动脉也存在狭窄情况，说明肾实质损害的同时也有血液供应不足，同时出现高血压后导致肾小动脉进一步硬化，使肾病变与高血压两者间形成恶性循环，最终导致肾衰竭。

临床表现主要是慢性肾小球肾炎的症状及体征，高血压只是其临床表现之一。在分析高血压的原因时，要充分重视尿液、肾功能的检查，充分重视既往史的问诊，避免误诊。

治疗方面主要是针对原发疾病，即慢性肾小球肾炎的治疗，如限盐、优质蛋白饮食，当出现肾功不全时要限制蛋白的摄入；降压治疗的药物选择方面，血管紧张素转换酶抑制剂（ACEI）有较好的降压作用，还可降低蛋白尿，延缓肾功能不全，但要注意高钾血症的出现，在肾小球滤过率过低（$<$30 mL/min）时，一般也要禁止使用 ACEI，以防止肾脏因主调节功能不良，导致肾功能不全进一步恶化；透析治疗，对慢性肾功能不全患者大部分通过透析高血压可以得到控制，透析后仍不能控制者可在透析间歇期给予口服降压药治疗。

中医针对本病仍以水肿、眩晕为主，按风水泛滥、湿热内蕴、寒湿内停、脾肾不足等分虚实进行辨证施治。抓住湿邪内停之主要病机，结合水液代谢的主要器官肺、脾、肾、膀胱、三焦定位选方施治，在出现肾功能不全时，注意从虚劳辨证，有虚实夹杂、湿浊或湿毒内蕴时要注意攻补兼施，泄浊利湿，同时根据污秽之血是为瘀血的观点，加强活血化瘀治疗。

（二）慢性肾盂肾炎

慢性肾盂肾炎常常伴有高血压，有时临床表现类似高血压病，出现心脏改变，有时易被误诊。慢性肾盂肾炎出现高血压的原因可能与高肾素血症、缩血管多肽物质的释放、血管硬化狭窄有关。追问患者存在急性肾盂肾炎病史或反复出现的膀胱刺激症状，腰酸腰痛等，清洁中段尿培养 60%以上存在慢性菌尿，急性发作期可有典型的脓尿或出现白细胞管型。通过病史及尿培养等检查，一般诊断不算困难。

西医治疗主要是合理选用抗生素，保持足够的疗程，病变发生于单侧肾脏或存在先天性尿路畸形时可以考虑手术治疗。中医方面认为该病属于淋证，又分为虚实两种，慢性肾盂肾炎以虚淋或虚实夹杂致淋者为多，可在注意扶正固本的基础上结合湿热、寒湿、血热、血瘀治疗，当进入慢性肾衰竭后以温补脾肾，泄浊解毒通腑，补气养血为主治疗。

(三)糖尿病肾病

糖尿病是常见的代谢性内分泌疾病,可以并发心脏、肾脏等多个器官组织的病变。糖尿病肾病的主要病理改变为肾小球硬化症、肾小球基底膜增厚和系膜内玻璃样物质增多,晚期部分病例可有高血压及肾病综合征表现,其血压增高的原因仍与血容量扩张、钠潴留密切相关。对糖尿病尿微量球蛋白是早期诊断糖尿病肾病的独立敏感指标,一般出现于高血压之前。

对已确诊为糖尿病肾病患者,要以优质蛋白饮食为主,限制蛋白及盐分的过量摄入。对高血压可采用 ACEI 治疗,扩张肾小球小动脉,降低肾小球滤过率,保护肾功能,也可选择β受体阻滞剂及钙离子拮抗剂进行治疗。中医认为本病属于消渴,当出现水肿、肾功能不全时可按水肿、虚劳进行辨证,病变以肺、脾(胃)、肾三脏为主,其中尤以肾为重要,所以强调补肾健脾,养阴利水治疗(参照消渴与水肿的分型论治),在出现肾衰竭时强调在益气养血、温补脾肾基础上的泄浊通腑活血利水治疗,并将活血化瘀改善微血管病变作为治疗的重要手段,并贯彻于糖尿病肾病治疗的始终。

(四)自身免疫性疾病

包括系统性红斑狼疮、硬皮病等在内的部分自身免疫性疾病可以导致肾脏病变,从而出现血压增高,高血压是进行性肾功能损害的特征之一,有时还会表现为恶性高血压,其主要病理变化是肾皮质缺血,肾小动脉受损、微血管栓塞等。

西医主要是针对自身免疫疾病,采用皮质甾族化合物激素,联合或单独使用免疫抑制剂等治疗,所选择的降压药物以 ACEI 类为主,卡托普利可使硬皮病患者的血肌酐下降,使狼疮性肾炎患者的血压下降,本病关键在于原发病治疗。中医方面采用辨病辨证结合的方法,活动期以清热解毒,滋阴凉血为主,可以选用犀角地黄汤或凉血消风汤加水牛角粉治疗;气阴两虚者以养阴补血,清热解毒为法,选用红斑狼疮方治疗。稳定期以温补脾肾,滋补肾之阴阳为主,选地黄饮子、二仙汤等治疗,整个治疗过程中要注意活血化瘀、通脉利水药物的使用,伴有阴虚阳亢者可适当选用决明子、牛膝、益母草、泽兰、天冬、枸杞子等滋阴潜阳、平肝药物。

(五)多囊肾

多囊肾是一种常见的遗传性肾脏疾病,为常染色体遗传性病变。病变常出现于双侧肾脏,但两侧程度可以不同。其临床表现可以有高血压,在发生肾衰竭以前,高血压的发病率 60%左右,其形成原因是血容量增高,心排血量加大,外周血管阻力增加所致。影像学检查如B超、CT可帮助确诊。除少数单个较大囊肿行手术切除外，一般情况下西医均采用内科保守治疗，目的是防止并发症、保护肾功能。中医学方面缺少针对多囊肾的有效治疗，根据临床表现可以按腰痛、眩晕等辨证施治改善腰痛、夜尿增多、尿频及血压增高等症状，也可采用补肾活血利水泄浊法，以温脾汤或真武汤加减用药来改善肾功能。

五、肾血管性高血压

肾血管性高血压是指单侧或双侧肾动脉主干或分支狭窄所导致的高血压，占高血压人群的20%左右，其中又以多发性大动脉炎为常见，约占70%，属动脉硬化者仅占10%左右。肾血管性高血压不少表现为顽固性高血压且合并有严重的视网膜病变。

(一)病因与发病机制

1.病因

肾动脉狭窄一般是由动脉粥样硬化斑块、肾动脉纤维性肌病、多发性大动脉炎、肾动脉瘤、肾移植术后或是先天原因形成。在我国以多发性大动脉炎为多见，尤其好发于青年女性；动脉粥样硬化斑块常见于50岁以上男性，多同时伴有其他部位如冠状动脉、脑血管、腹主动脉的弥散性动脉硬化病变，硬化斑块通常位于肾动脉口；纤维性肌病常见于青年人，特别是妇女和吸烟者，血管造影可见狭窄与扩张交替，呈串珠样改变。肾动脉狭窄可为单侧或双侧性病变。

2.病理生理

肾动脉狭窄引起肾脏血流灌注固定性减少，肾脏在缺血缺氧的情况下，可以分泌多种增高血压的因子，首先是肾小球旁细胞大量分泌肾素，通过肾素-血管紧张素-醛固酮系统，产生大量的血管紧张素Ⅱ(AgⅡ)，AgⅡ水平急剧升高，导致血管收缩和高血压的产生，急性期向慢性期的过渡以水钠潴留为主，主要是细胞外容量增加。

(二)诊断

1.临床表现

患者在血压升高的同时，常伴有高肾素血症和继发性醛固酮增多症表现，以低钾性碱中毒为特征性表现。血压多为舒张压的中、重度固定性增高，有50%～60%的患者可在上腹部或背部肋脊角处听到血管杂音。多发性大动脉炎患者常出现上肢无脉症。有无家族性高血压病史也是可供鉴别的指标之一。

2.诊断依据

对血压增高患者如果出现血尿素氮或肌酐浓度升高、低血钾，同时超声检查双侧肾脏大小不对称时要进一步检查明确诊断，排除肾血管性高血压的可能。结合病史经过相关系统检查后一般可以得到确切的诊断。

3.实验室及理化检查

（1）一般检查：常规血液生化、离子检查，腹部B超、静脉肾盂造影检查。

（2）血浆肾素激发试验：经过3天低盐饮食后，在采血前直立位2～4小时或在采血前静脉滴注速尿40 mg加直立位半小时。若血浆肾素活性高于10 mg/(mL·h)者提示肾血管性高血压之可能，因与原发性高血压者多有重叠，所以假阳性率较高，因而是一般筛选试验。

（3）卡托普利-放射性核素肾图：卡托普利25 mg嚼碎后吞咽，于服药1小时后进行放射性核素肾图检查。若病侧肾脏血流、肾小球滤过率下降则提示肾动脉狭窄所致的高血压，该项检查的敏感性及特异性可达85%左右。

（4）选择性肾动脉造影和动脉数字剪影：选择性肾动脉造影和动脉数字剪影是诊断肾动脉狭窄的金指标。

（5）磁共振成像：磁共振成像是筛选肾动脉狭窄的很好手段。

（6）多普勒超声检查：近年来采用多普勒超声检查，对血流速、搏动指数进行分析，发现一侧指数下降，且两侧搏动指数差异＞12%者为单侧狭窄病变，两侧搏动指数均降低相差＜12%者为双侧狭窄病变，无信号者为血管完全闭塞。本项技术无创，检查全面，但是检查需要时间长，特异性偏差。

（三）中西医治疗

1.西医治疗

（1）经皮血管内成形术（PTA）：尤其是纤维肌性病变时更为首选方法。有报道691例肾血管性高血压（动脉粥样硬化464例，纤维肌性病193例，其余为肾移植术后肾动脉狭窄者），经PTA治疗成功率达88%，高血压治愈率为24%，好转率为43%。但当肾动脉开口处完全阻塞或远端分支广泛性狭窄，或明显肾萎缩时不应做PTA。在肾动脉内放置支架、术后行常规抗凝治疗，结果15例患者支架植入术技术成功率100%，近期随访3～28个月未见复发，认为PTA＋支架植入术治疗肾血管性高血压效果满意、创伤小、患者痛苦少，是肾动脉狭窄所致肾血管性高血压较理想的治疗方法。

（2）手术治疗：PTA失败或动脉粥样硬化单侧局限性病变者可以行外科手术治疗，主要包括血管重建术，自体肾移植手术，最后也可以选择肾切除治疗。

一般病变局限者手术成功率可达 90%，双侧病变者血管重建术的成功率为 70%～80%。

(3)药物治疗：血管重建术前的血压控制、不宜做 PTA、术后仍存在持续性高血压者，或严重的全身性动脉硬化者可采用药物治疗。本病对一般降压药物反应较差，因而常常需要联合用药。ACEI 是比较理想的药物，但会导致肾小球滤过率降低，引发肾功能不全，尤其在合并使用利尿剂时更为明显，需要注意，定期复查血肌酐、尿素氮及 24 小时内生肌酐清除率。钙离子拮抗剂因何选择性地扩张肾小球小动脉，对肾小球滤过率没有影响，因而无论是单侧或双侧肾动脉狭窄者均可服用。目前血管紧张素受体抑制剂氯沙坦(科索亚)、β 受体阻滞剂、一氧化氮兴奋剂的作用正逐渐受到重视，可以尝试使用。

2.中医治疗

传统中医根据高血压的症状，将其归属于头痛、眩晕、肝风等范畴，辨证多为肝肾阴虚、肝阳上亢、气血亏虚、肾精不足、痰湿中阻等，由此采用平肝潜阳，调补阴阳，补益气血，化痰祛湿方法，具体药物参见高血压病的中医辨治。由于在发病及病程发展、转归过程中均有血瘀表现，尤其是动脉硬化性肾动脉狭窄、PTA 后患者，血瘀证表现明显，因而日趋重视高血压辨治中的活血化瘀治疗，并在临床上取得了良好效果，常用方为桃红四物汤、血府逐瘀汤、冠心Ⅱ号方、失笑散等。

第二节　急性心肌梗死

急性心肌梗死(acute myoceardial infaretion，AMI)是在冠状动脉病变的基础上，发生冠状动脉血液供应急剧减少或中断，使相应心肌发生严重而持久的缺血所致的部分心肌急性坏死。而在病理上 AMI 被定义为由于长时间缺血导致的心肌细胞死亡。临床主要表现为持久而剧烈的胸骨后疼痛，反映心肌急性缺血、损伤和坏死的一系列特征性心电图演变及血清心肌标志物的升高，可有心律失常。心泵功能不全，休克等并发症。其他非动脉粥样硬化的原因包括冠状动脉栓塞、主动脉夹层累及冠状动脉开口。冠状动脉炎、冠状动脉先天性畸形等。

目前，全球每年有约 1 700 万人死于心血管疾病，其中一半以上死于急性心肌梗死。近年来，随着我国经济水平的发展、人民生活水平的提高、饮食结构的改变及人口迅速老龄化，心血管疾病的总发病率和死亡率呈上升趋势，已接近甚至超过许多发达国家。2002—2015 年我国急性心肌梗死死亡率总体亦呈现上升态势。从 2012 年开始，农村地区急性心肌梗死死亡率明显上升，2013—2015 年大幅超过城市平均水平。数据显示，2017 年我国农村和城市的急性心肌梗死死亡率分别为70.09/10 万和 156.38/10 万。

本病属中医“胸痹”“心痛”“厥心痛”“真心痛”等范畴。

一、病因病理

(一)西医病因病理

1.发病因素

急性心肌梗死的病因主要是在冠状动脉粥样硬化基础上管腔内血栓形成，使冠脉血供急剧减少或中断。血栓形成是急性心肌梗死的主要病因，次因是冠状动脉粥样斑块碎裂脱落堵塞，以及冠状动脉持续剧烈的痉挛。极少见于冠脉栓塞，炎症或先天性畸形。好发部位最多为左冠状动脉前降支，其次为右冠状动脉，再次为左冠状动脉回旋支，左冠状动脉主干闭塞较少见，但可同时累及 2 支。

2.发病机制

冠状动脉闭塞后 20～30 分钟，受其供血的心肌即有少数坏死，并逐渐开始急性心肌梗死的病理过程。1～2 小时后，这部分心肌已绝大部分呈凝固性坏死，心肌梗死病变部位的中央为坏死区，周围为缺血损伤带，病变小的星局灶性分布或局限于心内膜下心肌，若大块梗死累及心室壁的全层或大部分则称透壁性。此病理过程和病变范围经几小时甚至几日才稳定下来，呈现不可逆性变化，在此时间内如能改善供血和/或降低氧耗，梗死面积被限制或缩小，坏死心肌可逐渐被溶解吸收，约 1 周形成局部肉芽组织，并逐渐纤维化，6～8 周瘢痕愈合，少数可发生室壁瘤。

冠状动脉闭塞最常累及的是左冠状动脉的前降支，引起左室前壁，心尖部、下侧壁、前间隔和二尖瓣前乳头肌梗死。左冠状动脉回旋支闭塞引起左室侧壁梗死，若冠状动脉解剖为左冠状动脉优势型，则回旋支闭塞还可以引起左室下壁、正后壁及室间隔后部梗死。右冠状动脉闭塞引起左室下壁，正后壁及室间隔后部梗死。若闭塞位于右冠状动脉近端第一右室分支前，则伴发右室梗死。窦房结动脉及房室结动脉大多数起源于右冠状动脉，少数起源于左冠状动脉回旋支，其血流受阻时可引起窦房结和房室结的功能障碍。

心肌梗死发生后相关心肌的收缩功能受到损害，表现为收缩力减弱、收缩的协调性下降，甚至出现矛盾运动。收缩功能受损的程度与梗死面积相关，当梗死面积<15%时，左室的泵功能受损尚不明显。当梗死面积进一步增大时，可使心排血量、心搏量、动脉血压和左室压力曲线dp/dt峰值降低，收缩末期容积增加。当梗死面积超过40%时，临床可出现心源性休克。心肌梗死发生后，左室腔大小、形态和室壁厚度均可发生变化，这个过程称为心室重构。这种重构进展的程度直接影响心肌梗死患者的预后。

(二)中医病因病机

1.年迈体虚

急性心肌梗死多发生在40岁以上，随年龄的增长其发病率明显增加。其机制是年迈机体阳气渐衰，气血运行不畅，糟粕不易排出体外而沉积在血脉中，久而久之，通过诱因(常见为寒冷)使血管闭塞，形成血瘀。

2.素患夙疾

心肌梗死患者多合并高血压、高脂血症、糖尿病等，其机制是慢性病机体，久病失养、真元受损、心阳被耗，鼓动无力，血脉瘀阻不通。

3.嗜肥甘烟酒

急性心肌梗死患者，多嗜肥甘或烟酒。嗜肥甘者，脾胃易损致脾虚，脾虚则生湿聚痰，阻塞胸阳，致脉管阻塞。烟乃火品，性燥伤津，阴虚致火旺，热扰心营，络脉损伤，致气滞血瘀。

4.多静少动

急性心肌梗死患者，大部分从事脑力劳动。因体力劳动少，阳气不舒，日久伤脾。脾虚生湿聚痰，凝阻胸膈，心阳不舒，血脉运行不畅，致血瘀气滞。

5.情志所伤

忧思伤脾，脾虚气结，运化失司，津液不得输布，聚而为痰，痰瘀交阻，气血不畅，心脉痹阻，发为胸痹心痛。或郁怒伤肝，肝失疏泄，肝郁气滞，郁久化火，灼津成痰，气滞痰浊痹阻心脉，而成胸痹心痛。沈金鳌《杂病源流犀烛·心病源流》认为七情除“喜之气能散外，余皆足令心气郁结而为痛也。”由于肝气通于心气，肝气滞则心气乏，所以七情太过，也是引发本病的常见原因。

以上病机可两者或三者并存，交互为患。病情进一步发展，瘀血完全闭阻心脉，则心胸猝然大痛而发为真心痛。心阳阻遏，心气不足，鼓动无力，可见心动悸、脉结代；若心肾阳虚水泛，水饮凌心射肺，可出现咳喘、肢肿等症状。

二、临床表现

(一)症状

1.先兆

多数患者在发病前1～2天至数周会出现先兆,其中以频发心绞痛最常见。临床有以下情况应视为急性心肌梗死先兆:原属于稳定型或初发型的心绞痛患者,其运动耐量突然下降;发作的规律性、疼痛严重程度与频度增加、持续时间延长、诱因变为不明显及原有效剂量的硝酸甘油无效;出现新的临床症状,如汗出、心悸、呕吐、伴有新的部位疼痛、心功能不全或原有心功能不全加重,严重心律失常;心电图检查出现新变化,如T波高耸、ST段一过性明显抬高(变异型心绞痛)或压低、T波倒置加深等。

2.疼痛

急性心肌梗死最突出的典型症状是胸骨后或心前区剧烈而持久的闷痛,范围较广,诱因不明显。一般发生在安静时,休息不能缓解,含服硝酸甘油无效,患者常烦躁不安,有恐惧或濒死感。

少数患者可无胸痛症状,如老年人、糖尿病患者,或以急性左心衰竭、休克和脑血管意外,心律失常等并发症首诊。部分以放射部位疼痛为主,如表现为急性腹痛,尤其上腹痛,常易被误诊为胃穿孔、胆道急性炎症或结石、急性胰腺炎,还有某些可疑的左肩背痛、咽痛和下颌痛等,临床亦应小心,避免漏诊。

3.全身症状

由于急性心肌梗死组织的坏死以及炎症反应的非特异表现,患者多有发热,白细胞数增高,红细胞沉降率加快等表现。体温一般在38 ℃以内,大约持续1周。

4.胃肠道症状

胃肠道症状相当常见,发病早期,特别是当疼痛剧烈时,可伴有恶心、呕吐和上腹胀痛,与迷走神经受坏死心肌刺激和心排血量降低致组织灌注不足等有关;重症者可发生持续呃逆(以下壁心肌梗死多见)。

5.心律失常

心律失常发生率为75%～95%,在发病早期即可出现。急性期心律失常通常为基础病变严重的表现,如持续心肌缺血、泵衰竭或电解质紊乱、自主神经功能紊乱、低氧血症或酸碱平衡失调。以室性心律失常最多见,危及生命的室性心动过速和心室颤动发生率高达20%。冠状动脉再灌注后可出现室性加速性自主心律和室性心动过速，多数历时短暂，可自行消失。阵发性心房颤动比心房扑动和室上性心动过速更多见，多发生在心力衰竭患者中。持续性窦性心动过速是梗死面积大、心排血量降低或左心功能不全的反映。各种程度的房室传导阻滞和束支传导阻滞也较多见，严重者发生完全性房室传导阻滞。前壁梗死容易发生室性心律失常，下壁梗死容易发生房室传导阻滞。前壁心肌梗死如发生房室传导阻滞时，往往是多个束支同时发生传导阻滞的结果，表明梗死范围广泛，病情严重，预后较差。

6.心力衰竭

因梗死后心脏收缩功能显著减弱或不协调所致，发生率为32%～48%，以急性左心衰为主，严重者可发生肺水肿或进而继发右心衰竭。如为右心室梗死，可只出现右心衰竭。

急性心肌梗死引起的心力衰竭，称为泵衰竭，常按 Killip 分级法分为四级：Ⅰ级为左心衰竭代偿阶段，无心力衰竭征象，肺部无啰音，但肺毛细血管楔压(PCWP)可升高；Ⅱ级为轻至中度左心衰竭，肺部啰音的范围＜肺野的50%，患者有心悸、气促，胸部X线片有肺淤血征；Ⅲ级为重度心力衰竭，急性肺水肿，肺啰音的范围＞两肺野的50%，患者有呼吸困难，发绀，烦躁，频繁咳嗽，甚或咯出粉红色泡沫痰；Ⅳ级为心源性休克，收缩压低于12.0 kPa(90 mmHg)、并有周围循环灌注不良表现，如面色苍白、四肢冰冷和全身冒汗，尿量少于20 mL/h。

7.低血压和休克

患者常因为疼痛或血容量不足引起血压下降，但这未必意味着就是休克。但如患者出现收缩压低于10.7 kPa(80 mmHg)、烦躁不安、面色苍白、皮肤湿冷、脉搏细数和尿量减少(尿量＜20 mL/h)，神智淡漠等，则为休克的表现。心源性休克在急性心肌梗死中常见，发生率约为20%，是由于心肌梗死面积超过40%，心排血量急剧下降所致，病死率很高。AMI时，重度左心室衰竭或肺水肿与心源性休克同样是左心室排血功能障碍所引起。在血流动力学上，肺水肿是以左心室舒张末期压及肺毛细血管楔压的增高为主，而休克时则心排血量和动脉压的降低更为突出，心排血指数比左心室衰竭时更低。因此，心源性休克较左心室衰竭更严重。此两者可以不同程度合并存在，是泵衰竭最严重的阶段。

(二)体征

急性心肌梗死时的心脏体征可在正常范围内，体征异常者大多数无特征性。心脏可轻中度增大；心率增快或减慢，可听到各种心律失常，心尖区第一心音减弱，可出现第三心音或第四心音奔马律。第三心音的出现，提示左心衰或室壁瘤形成；发病后第 2 天如听到心包摩擦音，提示透壁性心肌梗死；若心包摩擦音持续存在或 1 周后发生，需考虑梗死后综合征；收缩期杂音可出现在乳头肌功能失调，于心肌梗死前 5 天出现较多，如在急性心肌梗死第 2～3 天出现超过 3/6 级的响亮收缩期杂音，提示临床状况恶化，要考虑室间隔穿孔或乳头肌或腱索断裂或严重乳头肌功能不全。急性心肌梗死患者血压一般偏低。可出现与心律失常、休克或心力衰竭相关的其他体征。

三、实验室及其他检查

(一)血常规

白细胞计数增高，中性粒细胞比例多在 75%～90%，嗜酸性粒细胞减少或消失。

(二)红细胞沉降率

红细胞沉降率增快，可持续 1～3 周，反映坏死组织被吸收的过程。

(三)血清肌钙蛋白测定

血清肌钙蛋白 T(cTnT)和肌钙蛋白 I(cTnI)测定是诊断心肌梗死最特异和敏感的心肌损伤/坏死标志物。cTnT 在 AMI 后 3～4 小时开始升高，2～5 天达到峰值，持续 10～14 天；其动态变化过程与梗死时间，梗死范围大小、溶栓治疗及再灌注情况有密切关系。cTnI 在 AMI 后4～6 小时或更早即可升高，24 小时后达到峰值，约 1 周后降至正常。心电图无明显异常或心电图改变不足以诊断 AMI，初诊时血清肌钙蛋白(cTn)(包括高敏 hs-cTn)仅略高于参考范围上限，可 3 天后复查 cTn(包括 hs-cTn)，若相邻两个时间点检测值的变化 cTn<20%，可基本排除 AMI 等急性心肌损伤；若 cTn≥20%，结合临床表现，可考虑非 ST 段抬高型心肌梗死(NSTEMI)的诊断。

(四)血清酶测定

血清肌酸磷酸激酶(CK 或 CPK)同工酶 CK-MB 判断急性心肌梗死的临床敏感性和特异性均较高，一般在发病 4～6 小时后出现，24 小时达高峰，3～4 天恢复正常。AMI 时其测值超过正常上限并有动态变化。由于首次 ST 段抬高型急性心肌梗死(STEMI)后肌钙蛋白将持续升高一段时间(7～14 天)，而 CK-MB 的升高持续时间较短，因此 CK-MB 适用于诊断再发心肌梗死。连续测定 CK-MB 还可以判定溶栓后梗死相关动脉开通，此时 CK-MB 峰值前移(14 小时)。由于肌酸磷酸激酶广泛分布于骨骼肌，缺乏特异性，因此不推荐用于诊断 AMI。

天门冬氨酸氨基转移酶、乳酸脱氢酶和乳酸脱氨酶同工酶对诊断 AMII 特异性差，也不推荐用于诊断 AMI。

(五)血肌红蛋白测定

血清肌红蛋白(SMB)的升高出现时间较 CK-MB 出现时间早，起病后2 小时内升高，12 小时内达高峰，24～48 小时内恢复正常。

(六)心电图(ECC)检查

ECG 是诊断急性心肌梗死最有价值的检查方法之一，尤其是在急诊科，心电图检在处于心肌梗死检测的中心位置。对有心肌缺血症状或体征的患者，应在首次医疗接触时间(FMC)10 分钟内行 12 导联心电图检查。

1.心电图动态演变

ST 段抬高型心肌梗死分为极早期、急性期、亚急性期和陈旧期四个阶段。

(1)STEMI 患者的心电图有特殊诊断价值：至少两个相邻导联 J 点后新出现 ST 段弓背向上抬高[V_2、V_3导联≥0.25 mV(<40 岁男性)、V_2、V_3导联≥0.2 mV(≥40 岁男性)或 V_2、V_3导联≥0.15 mV(女性)，其他相邻胸导或肢体导联≥0.1 mV]，伴或不伴病理性 Q 波、R 波减低；新出现的完全性左束支传导阻滞；超急性期 T 波改变。

极早期：也称超急性期，在起病后数小时可发生。主要表现为：面向梗死区的导联出现巨大高耸的 T 波，ST 段变直并斜行向上偏移与 T 波的前支融合，而后 ST 段斜行向上抬高可达1.0～1.5 mV。与此同时，背向梗死区的导联表现为 ST 段下移，称为“对称性改变”或“镜面改变”。此期一般持续数小时，个别可持续 1～2 天。此期是一种危险的临床情况，心电极不稳定，原发性室颤的发生率高，易发生猝死。

急性期：高耸的 T 波已下降，出现病理性 Q 波或 QS 波，ST 段呈弓背状抬高，T 波后肢开始倒置并逐渐加深，呈对称的箭头样。坏死型 Q 波、损伤型 ST 段抬高和缺血性 T 波倒在此期同时并存。此期持续数天至 2 周，原发性室颤的发生率较前少。

亚急性期：ST 段于数天至 2 周左右逐渐回复至基线，T 波对称箭头样倒置加深，以后又逐渐变浅。此期持续数周至数月。少数患者 ST 段持续抬高超过基线，提示左心室壁运动失调持续存在或形成室壁瘤。

陈旧期：病理性 Q 波可为此期唯一的心电图表现，部分病例的病理性 Q 波可变窄变浅，个别甚至可完全消失。R 波电压常比梗死前略低，ST 段在等电位线上。如 ST 段仍明显抬高者，多为并发室壁瘤所致。T 波可回复正常，也可有不同程度的慢性缺血改变。

(2)非 ST 段抬高型心肌梗死(NSTEMI)：显示 ST 段普遍压低(除 aVR 有时 V，导联外)，继而 T 波倒置逐渐加深，这些改变可持续存在。另外，微灶型或多发局灶型心肌梗死的心电图可始终不出现上述的任何改变。此时的诊断只能依靠血清心肌坏死标志物的测定而确立。

2.心电图定位

根据面向梗死区导联所显示的 ST-T 特征性改变，心电图可对 ST 段抬高型心肌梗死作出定位诊断。

(七)超声心动图

根据超声心动图上所见的室壁运动异常可对心肌缺血区域做出判断。在评价有胸痛而无特征性 ECC 变化时，超声心动图可以帮助排除主动脉夹层。此外，该技术的早期使用可以评价心脏整体和局部功能、乳头肌功能不全和室间隔穿孔的发生。

(八)选择性冠状动脉造影

冠状动脉造影可明确冠状动脉闭塞的部位及冠状动脉病变严重程度，用于考虑行介入治疗者。

(九)冠脉 CT 检查

冠脉 CT 检查可显示冠脉狭窄及钙化，明确冠脉病变情况，对诊断与排除冠心病有较高价值。其对 AMI 的早期诊断有一定价值。

四、诊断与鉴别诊断

(一)诊断要点

1.西医诊断

诊断急性心肌梗死主要依据典型的胸痛症状，心电图的特征性改变及血清心肌损伤标志物的动态改变。三项中具备两项即可确诊。临床有些症状表现不典型，凡高龄患者突然发生休克、严重心律失常、心力衰竭、上腹胀痛和呕吐等表现而原因不明者，或原有高血压而血压突然降低且无原因可循者，都应想到 AMI 的可能。对于临床有严重而持久胸间胸痛症状的患者，即使心电图无特征性改变，也应考虑本病的可能，宜先按 AMI 处理，并在短时间内反复进行心电图观察和血清心肌损伤标志物的测定，以确定诊断。对于一些局灶性或微型心肌梗死,血清心肌损伤标志物测定的诊断价值更大。

(1)诊断标准:在 2018 年第四版“心肌梗死全球通用”定义中,临床上存在急性心肌缺血并伴有心肌坏死的证据时,应当使用“急性心肌梗死”这一术语,此时出现下列任何一种情况都可以诊断为心肌梗死。

测量升高或降低的心肌生物标志物(首选肌钙蛋白)水平至少有一项超过参考上限值第99 百分位值,以及至少包含以下一种情况:①心肌缺血症状;②新出现的或疑似新发的明显的ST 段改变或新出现的左束支传导阻滞;③心电图出现病理性 Q 波;④新出现的存活心肌丢失或新出现的局部室壁运动异常的影像学证据;⑤血管造影或解剖发现冠状动脉内血栓。

有心肌缺血症状及新出现的缺血性心电图改变或新出现的左束支传导阻滞,但是在心肌生物标志物获得前死亡或在心肌生物标志物水平尚未升高前的心源性死亡。

肌钙蛋白基线水平正常(＜参考上限值第 99 百分位值),但在经皮冠状动脉介入治疗(PCI),肌钙蛋白后升高＞5 倍参考上限值第 99 百分位值,术前 cTn 值升高者,其术前 cTn 值水平是稳定的(cTn≤20%变化)或在下降,必须要满足升高＞5 倍或＞10 倍并表现为高于基线值 20%变化的标准。另外,合并出现心肌缺血的症状,血管造影发现的手术并发症,新出现的存活心肌细胞丢失或新的局部室壁运动异常的影像学表现等情况中的任意一项,可以称为 PCI 相关的心肌梗死。

有心肌缺血的症状,冠状动脉造影或解剖发现心肌梗死,心肌生物标志物水平升高或降低至少有一项值超过正常参考上限值第 99 百分位值,这种心肌梗死与支架内血栓形成有关。

肌钙蛋白基线水平正常(不超过参考上限值第 99 百分位值),术后肌钙蛋白水平升高超过 10 倍 99%正常参考值上限。另外,有新的病理性 Q 波,新出现的左束支传导阻滞,新的桥血管或新的原始冠状动脉阻塞,新的存活心肌细胞的丢失或新的局部室壁运动异常的影像学证据中的任意一项,均可诊断为冠状动脉搭桥术(CABC)相关心肌梗死。

(2)心肌梗死的临床类型。心肌梗死有 5 种临床类型。

1 型心肌梗死:冠状动脉粥样硬化斑块破裂(破裂或侵蚀)诱发血栓形成导致远端冠脉栓塞引起心肌坏死。

2 型心肌梗死:非冠状动脉疾病引起心肌氧供和/或需求间失衡导致心肌损伤或坏死的情况,如冠状动脉内皮功能紊乱、冠状动脉痉挛、冠状动脉栓塞、快速或慢速心律失常、贫血、呼吸衰竭、低血压及伴或不伴左室肥大的高血压。

3 型心肌梗死：有提示心肌缺血症状的心源性死亡，并且假设 ECG 新出现的缺血性改变或左束支传导阻滞，但是死亡发生在获得血标本之前，心肌生物标志物水平升高之前，或者在个别病例没有获得心肌生物标志物之时。

4 型心肌梗死包括以下三种。①4a 型心肌梗死：PCI 相关心肌梗死定义为在基线值正常（不超过正常上限值第 99 百分位）的患者，肌钙蛋白升高超过 5 倍正常上限值第 99 百分位；或者基线值升高和稳定或下降时，心脏肌钙蛋白值升高＞20，且绝对值还必须至少达到正常上限值第 99 百分位的 5 倍。此外，还需要有提示心肌缺血的症状；或有新出现的 ECG 缺血性变化、左束支传导阻滞；冠脉造影见符合手术血流限制的并发症如冠脉夹层，主要心外膜动脉闭塞或边支闭塞/血栓、侧支血流中断或远端栓塞；或影像检查新出现的存活心肌丧失或节段性室运动异常；孤立性发生新的病理性 Q 波；尸解证实了罪犯动脉内存在手术相关的血栓或宏观上存在大的局限性坏死区域，伴或不伴心肌内出血满足 4a 型MI 的标准。②4b 型心肌梗死：有心肌缺血伴有心肌生物标志物水平升高和/或降低至少有一项超过正常上限值第 99 百分位时，冠状动脉造影或尸检显示支架内血栓形成。③4c 型心肌梗死：与 PCI 相关的狭窄，新出现的缺 t 性心电图改变局灶性或弥漫性再狭窄或一种复杂病变，伴有使用与 1 型 MI 所用的相同标准，肌钙蛋白值升高和/或下降≥第 99 百分位值。

5 型心肌梗死：CABC 相关心肌梗死定义为术后 48 小时内，原肌钙蛋白基线值正常（不超过正常上限值第 99 百分位）的患者，肌钙蛋白增加超过 10 倍正常上限值第 99 百分位。对于术前肌钙蛋白值升高的患者，若其肌钙蛋白水平是稳定（肌钙蛋白水平≤20%）或在下降的，术后肌钙蛋白值必须升高＞20%且术后肌钙蛋白绝对值仍然必须＞第 99 百分位值的 10 倍。此外，还需要：①或有新出现的病理性 Q 波或左束支传导阻滞；②或血管造影显示新出现的桥血管或自体冠状动脉闭塞；③或新出现的存活心肌丧失或节段性室壁运动异常的影像学证据。

2.中医辨病与辨证要点

（1）辨病要点：本病之发生，多在中年之后。其人肾气自亏，痰瘀渐成，积于血脉，致脉道狭窄。及有猝遇风寒，或情志过极，或暴餐肥腻，或劳力过度等，致痰瘀骤盛，闭阻心之大脉，发为本病。其症状特点多表现为心前区猝然大痛。

（2）辨证要点：本病病位在心，其本在肾，总的病机为本虚标实。本虚包括心脾肝肾诸脏之气、血、阴、阳的亏损，其中又以心肾气虚及气阴两虚为主；标实则主要为痰浊、血瘀和寒凝等，其中又以痰瘀为主。本病在急性期痰瘀极盛，病机以标实为主。若标实之邪过甚，可使心失所主，心脉不出，或心阳失其依附，暴越于外，变生喘逆、厥脱等诸多凶危之主证，辨证尤当细察。

(二)鉴别诊断

1.心绞痛

疼痛性质与心肌梗死相似，但每次发作持续时间短，一般不超过15分钟，无心肌梗死的心电图改变，无或仅有轻微的血清心肌损伤标志物增高。

2.主动脉夹层

疼痛更剧烈，一开始即达高峰，常放射到背、肋、腹、腰和下肢，两侧肢体的血压和脉搏可有明显差别，血压常不低或高血压。经食管超声心动图检查、X线、增强CT或磁共振显像有助于诊断。

3.急性肺动脉栓塞

可发生胸痛、咯血、呼吸困难、低氧血症和休克。发热和白细胞增多较早出现，且有急性右心衰的表现。典型心电图呈Ⅰ导联s波加深，Ⅲ导联Q波显著、T波倒置，胸导联过渡区左移，右胸导联T波倒置等改变。肺动脉CT检查对肺动脉栓塞有确诊意义。

4.急性心包炎

急性心包炎，尤其是急性非特异性心包炎可有较剧烈而持久的心前区疼痛。心包炎的疼痛与发热同时出现，呼吸和咳嗽时加重，早期即有心包摩擦音，全身症状一般不如AMI严重。心电图以肢导联低电压，心动过速，心动过缓等心律失常为主，可表现为广泛导联的ST段弓背向下型抬高，T波倒置，无异常Q波出现，与心肌梗死时心电图改变不同，且无血清心肌损伤标志物的序列改变。

5.上腹部急腹症、胸膜炎或气胸

通过病史，体格检查及X线、心电图和辅助检查等不难作出诊断。

五、西医治疗

(一)治疗原则

急性心肌梗死的治疗原则是挽救濒死心肌，缩小梗死面积，保护和维持心脏功能，防治并发症。

(二)治疗措施

1.院前急救

院前急救的基本任务是帮助 AMI 患者安全,迅速地转运到医院,以便尽早开始再灌注治疗;重点是缩短患者就诊时间和院前检查、处理、转运所需的时间。尽早识别 AMI 的高危患者,直接送到有条件进行冠状动脉血管重建术的医院,为缩短延迟时间,可绕过急诊科直接至导管室行冠状动脉血管重建术。患者至急诊科后,需在 10 分钟内完成心电图采集及报告解读,快速完成病史采集、体格检查和血标本采集。对明确的 STEMI,应尽早开始再灌注治疗,在典型临床表现和心电图 ST 段抬高已能确诊为 AMI 时,绝不能因等待血清心肌标志物检查结果而延误再灌注治疗。强调建立区域性 STEMI 网络管理系统的必要性,通过高效的院前急救系统进行联系,由区域网络内不同单位之间的协作,制订最优化的再灌注治疗方案。

2.院内治疗

(1)一般处理。①休息:急性心肌梗死的头 24 小时应绝对卧床休息,保持环境安静。减少探视,防止不良刺激,解除焦虑。24 小时后若疼痛症状缓解且无并发症可开始有计划地进行康复锻炼,尽量避免长时间卧床。但有并发症者则应延长绝对卧床时间,在病情稳定后方可开始进行康复锻炼。吸氧:无需常规给予氧疗。但血氧饱和度<94%时,应给予氧疗以维持血氧饱和度>94%;②监护:在冠心病监护病房(CCU)进行心电图、血压和呼吸的监护,并同时注意观察患者的神志、出入量和末梢循环,必要时可进行有创性血流动力学监测;③饮食:患者有呕吐时可暂时禁食,之后开始流质饮食,逐渐过渡到普通饮食。每次进餐不宜过饱,可少量多餐;④保持大便通畅:可使用轻泻剂,如乳果糖口服液等;⑤解除疼痛:镇痛剂:首选吗啡 10 mg,用注射用水稀释成 10 mL,每次 2~3 mL静脉注射,必要时 5~10 分钟后重复,可减轻患者交感神经过度兴奋和濒死感。下壁梗死时可选用哌替啶50~100 mg 肌内注射,必要时 1~2 小时再注射 1 次,以后每 4~6 小时可重复应用。注意低血压和呼吸功能抑制的不良作用;⑥硝酸甘油:大多数心肌梗死患者特别是持续疼痛、高血压、急性左心衰竭者均有指征应用硝酸甘油。但下壁心肌梗死,或可疑右室梗死或明显低血压的患者应慎用或不用。静脉滴注开始时 5~10 μg/min,每 5~10 分钟增加 5~10 μg直至症状缓解,一般维持 72 小时后可改为口服;⑦β 受体阻滞剂:能减少心肌耗氧量,改善缺血区的氧供需失衡,缩小梗死面积,减少复发性心肌缺血、再梗死、室颤及其他恶性心律失常,对降低急性期病死率有肯定的疗效。无禁忌证的情况下应在发病 24 小时内尽早常规应用，窦性心动过速和高血压的患者最适宜使用β受体阻滞剂。酒石酸美托洛尔片12.5～25.0 mg，2 次/天，以后渐增为 100 mg，2 次/天。或琥珀酸美托洛尔缓释片 23.75～47.50 mg/d，以后渐增为95 mg，1 次/天。或富马酸比索洛尔缓释片 2.5～5.0 mg/d，以后渐增为10 mg，1 次/天。

(2)再灌注治疗：对所有到达急诊科的急性心肌梗死患者均应进行再灌注治疗的评估。符合再灌注治疗条件的患者立即实施再灌注治疗。起病 3～6 小时，最多在 12 小时内，开通闭塞的冠状动脉，使得心肌得到再灌注，挽救濒临坏死的心肌或缩小心肌梗死范围，减轻梗死后心肌重塑，是 STEMI 最重要的治疗措施之一。STEMI 患者再灌注治疗主要有静脉溶栓治疗和经皮冠状动脉介入治疗。再灌注治疗策略的选择是一个复杂的临床问题。原则上，无论采取何种再灌注策略，关键是尽量缩短心肌缺血时间，即从症状发作到开始再灌注治疗的时间。对 STEMI 患者来说，时间就是生命。

对溶栓治疗，已有充分的循证医学证据和临床实践表明，STEMI 发病 3 小时内的溶栓效果与 PCI 相似，且溶栓治疗快捷、简便、易行，故如不能于 120 分钟内完成 PCI，就应在 30 分钟内进行溶栓治疗。同时应强调，溶栓只是 STEMI 再灌注治疗的开始而不是结束，溶栓后 3～24 小时内应及时行冠状动脉造影或 PCI，以进一步评价血管再通与心肌灌注水平，对溶栓开通血管效果欠佳的 STEMI 患者及时行 PCI，以期进一步确认、补救、完善和巩固 STEMI 再灌注治疗的效果。

静脉溶栓治疗适应证有以下几种。明确诊断是 STEMI 并符合以下条件：①起病时间＜12 小时、年龄＜75 岁者，无禁忌证者应立即予以溶栓治疗；②患者年龄≥75 岁，经慎重权衡利弊后考虑减量或半量溶栓治疗；③发病时间已达 12～24 小时，如仍有进行性缺血性胸痛或血流动力学不稳定，ST 段持续抬高者也可考虑溶栓治疗。

静脉溶栓治疗禁忌证有以下几种。①绝对禁忌证：A.任何既往的颅内出血(CH)；B.已知有脑血管结构损伤(例如动静脉畸形)；C.已知有颅内恶性肿瘤(原发性或转移性)；D.3 个月内缺血性脑卒中或短暂性脑缺血发作(TIA)史；E.可疑或确诊为主动脉夹层；F.活动性内脏出血(月经除外)，1 个月内出现过胃肠道出血：C.近3 个月内明显的头部闭合性或面部创伤。②相对禁忌证：A.慢性、严重，未得到良好控制的高血压[收缩压＞24.0 kPa(180 mmHg)成舒张压≥14.7 kPa(110 mmHg)]，需在控制血压的基础上[收缩压＜21.3 kPa(160 mmHg)]开始溶栓治疗：B.心肺复苏胸外按压持续时间＞10 分钟或有创伤性心肺复苏操作(肋骨骨折、心包积血)；C.棚呆或已知其他颅内病变；D.3 周内发生过创伤或进行过大手术或4周内发生过内脏出血；E.2周内进行不能压迫止血部位的大血管穿刺；F.感染性心内膜炎；G.妊娠；H.活动性消化性溃疡；I.终末期肿瘤或严重肝肾疾病；J.正在使用抗凝药物，国际标准化比值(INR)水平越高，出血风险越大。

静脉溶栓治疗方法：STEMI静脉溶栓治疗是一次性、关键性、机会性的时间窗治疗，故应首选特异性纤溶酶原激活剂，仅在无上述特异性纤溶酶原激活剂时应用非特异性纤溶酶原激活剂。溶栓前常规检查血常规、血小板计数、出凝血时间，APTT及血型，配血备用，并即刻予嚼服阿司匹林300 mg、氯吡格雷300 mg。常用的溶栓剂有以下几种。①尿激酶(UK)：为非特异性溶栓剂，对血栓部位及体循环中纤溶系统均有作用。用法为150万U(2.2万U/kg)溶于100 mL注射用水中30～60分钟内静脉滴入。②链激酶(SK)：性质与尿激酶相同，但其抗原特性较尿激酶强，所以使用前要先予地塞米松5 mg静脉注射，链激酶150万U，30～60分钟静脉滴注。临床上少用。③重组组织型纤维蛋白的溶酶原激活剂：本药为特异性纤溶酶原激活剂，全量给药法(总剂量100 mg)：首先静脉注射15 mg，继之在30分钟内静脉滴注0.75 mg/kg(不超过50 mg)，再在60分钟内静脉滴注0.5 mg/kg(不超过35 mg)。给药前静脉注射普通肝素5 000 U(60～80 U/kg)。溶栓后给予12 U/(kg·h)(最大量1 000 U/h)，以APTT结果调整肝素给药剂量，使活化部分凝血活酶时间(APTT)维持在50～70秒，持续48小时。国内报道半量给药法(总剂量50 mg)：先用8 mg静脉注射，再用42 mg在90分钟内静脉滴注，配合肝素静脉应用，方法同上，也能奏效。此外，还可以选择使用尿激酶原(Pro-UK)、瑞替普酶(r-PA)、替奈普酶(TNK-tPA)等特异性纤溶酶原激活剂。

溶栓再通的判断指标：①直接指标：冠状动脉造影显示血流TIMI分级达到2、3级者为血管再通，但2级者通而不畅。②间接指标：抬高的ST段于2小时内回降>50%；胸痛在2小时内迅速缓解或基本消失；2小时内出现再灌注性心律失常(短暂的加速性室性自主心律，房室或束支传导阻滞突然消失，或下壁心肌梗死的患者出现一过性窦 性心动过缓、房室传导阻滞或伴低血压状态)；CK-MB高峰前移在发病14小时内出现，肌钙蛋白峰值提前到12小时内。具备上述四项中的两项或以上者可判断为再通，但中间两项组合不能被判断为再通。

经皮冠状动脉介入治疗直接PCI术是目前公认为，首选的最安全有效的恢复心肌再灌注的治疗手段，对STEMI的患者梗死相关血管的开通率高于药物溶栓治疗，尽早应用可恢复心肌再灌注，降低近期病死率，预防远期心力衰竭的发生，尤其对来院时发病时间已超过3小时或对溶栓治疗有禁忌的患者。施行

PCI的适应证还包括：血流动力学不稳定、恶性心律失常、需要安装经静脉临时起搏或需要反复电复律以及年龄>75岁者。溶栓治疗失败者，应考虑做补救性PCI。但该技术必须依赖一定的人员和设备条件才能施行，包括能在到达医院90分钟内进行球囊扩张；具有直接PCI丰富诊疗经验的医疗团队。

NSTEMI根据全球急性冠状动脉事件注册(CRACE)危险评分是否>140及高危因素的多少，作为选择紧急(发病<2小时)、早期(发病<24小时)及延迟(72小时内)有创治疗策略的依据。需要行紧急冠状动脉造影的情况：①持续或反复发作的缺血症状；②自发的ST段动态演变(压低>0.1 mV或短暂抬高)；③前壁导联V_2、V_3、V_4深的ST段压低，提示后壁透壁性缺血；④血流动力学不稳定或心源性休克；⑤危及生命的心律失常。

(3)抗血小板治疗：直接PCI抗血小板治疗推荐阿司匹林加用二磷酸腺苷(ADP)受体阻滞剂，选择包括：普拉格雷(适用于未使用过氯吡格雷，无既往卒中/TIA史、年龄<75岁的患者)、替格瑞洛；在没有普拉格雷或替格瑞洛或存在禁忌证时，可选氯吡格雷。阿司匹林负荷剂量口服300 mg/d，维持剂量为100 mg/d；氯吡格雷负荷剂量口服300～600 mg/d，维持剂量为75 mg/d。普拉格雷负荷剂量60 mg口服，维持剂量为10 mg/d(体重<60 kg的患者，推荐维持剂量为5 mg/d)。替格瑞洛负荷剂量180 mg口服，维持剂量为90 mg，每天2次。目前主张两药联合使用。

(4)抗凝治疗：所有患者应在抗血小板治疗的基础上常规接受抗凝治疗。抗凝治疗药物的选择，应根据治疗策略以及缺血和出血事件的风险。

溶栓前抗凝治疗：确诊STEMII后应立即进行肝素治疗，静脉注射普通肝素5 000 U(60～80 U/kg)，继以12 U/(kg・h)静脉滴注，溶栓及溶栓后应监测APTT或ACT至对照值的1.5～2.0倍(APTT为50～70秒)。通常需维持48小时。或用依诺肝素，年龄<75岁者，1 mg/kg皮下注射，每12小时1次，可使用8天；年龄≥75岁者，不用静脉负荷剂量，直接0.75 mg/kg皮下注射，每12小时1次，可使用8天。无论年龄，肌酐清除率<30 mL/min者，给予1 mg/kg皮下注射，每24小时1次。

直接PCI前抗凝治疗：静脉推注普通肝素70～100 U/kg，维持活化凝血时间(ACT)250～300秒。联合使用GPII b受体拮抗剂时，静脉推注普通肝素50～70 U/kg，维持ACT200～250秒。术后予依诺肝素1 mg/kg，皮下注射，2次/天，根据肾功能调整剂量，持续抗凝2～8天或直至出院，严密监测出血风险。

(5)其他药物治疗。①血管紧张素转换酶抑制剂(ACED)和血管紧张素Ⅱ受体阻断剂(ARB)可保护缺血坏死的心肌,防止左心室重构,改善心功能。从小剂量开始,如卡托普利每次 6.25 mg,每天 2 次;依那普利每次 2.5 mg,每天 2 次;培哚普利 2 mg,每天 1 次。如 3～5 天后患者血压大于 13.3/8.0 kPa(100/60 mmHg),则可加大剂量(卡托普利可加至每次 12.5 mg,依那普利每次 5 mg,培哚普利每次4 mg)至最大耐受量。ACEI 不耐受者可使用 ARB。②调脂治疗他汀类调脂药物可以稳定斑块,改善内皮细胞功能,建议早期大剂量使用,如阿托伐他汀 20～80 mg/d,或瑞舒伐他汀 10～20 mg/d。③钙通道阻滞剂(CCB)无左心室收缩功能不全或房室传导阻滞(AVB)的患者,为缓解心肌缺血、控制房颤或心房扑动的快速心室率,如果β受体阻滞剂无效或禁止使用,可使用非二氢吡啶类 CCB(如地尔硫䓬或维拉帕米),短效硝苯地平可导致剂量相关的冠状动脉疾病死亡率增加,不建议常规使用。④硫酸镁或门冬氨酸钾镁:不主张常规补铁。急性心肌梗死早期应用能稳定膜电位,缩小心肌梗死面积,保护缺血心肌,减少室性心律失常的发生。硫酸镁用法为发病 24 小时滴注 7.5 g,第 1、3 天各给 5 g。门冬氨酸钾镁 30～40 mL,加入 5%葡萄糖注射液 250～500 mL 液体中,静脉滴注,每天 1 次,1 周左右为 1 个疗程。⑤葡萄糖—胰岛素—钾溶液新近荟萃分析发现,GIK 没有明显的心脏保护作用,且在 PCI 患者中 GIK 治疗可能与更多的并发症相关。

六、中医治疗

本病治则是扶正祛邪,通补兼施。扶正采用益心气。助心阳、养心阴和固厥脱,或益气养阴、回阳固脱并存,辨分脏腑亏损补益。祛邪则以芳香温通、宣痹通阳、豁痰通络和活血化瘀,是为"四通""四补"方法。病情急,先治标;缓解期寻根治本,灵活运用通补二法。

(一)应急治疗

(1)复方丹参滴丸:10 粒立即舌下含服,用于气滞血瘀证;或冠心苏合丸2 粒舌下含服,用于痰浊闭阻证。

(2)针刺内关、神门、三阴交、膻中、厥阴俞或心俞,可缓解胸痛,并有稳定心脏动作电位,防止心律失常的作用。

(3)复方丹参注射液 20 mL 加入 5%葡萄糖注射液 250 mL 中静脉滴注,用于气滞血瘀证。

(4)生脉注射液 40 mL 加入 5%葡萄糖注射液 250 mL 中静脉滴注,用于气阴两虚证。

(5)参附注射液 40 mL 加入 5%葡萄糖注射液 250 mL 中静脉滴注，用于心阳虚脱证。

(二)辨证论治

1.痰浊瘀阻

主要证候：多在急性心肌梗死早期。属热者症见素体胖，嗜肥甘味，头晕目眩，突感胸闷或胸翳，胸前紧束感，恶心或呕吐，心烦不寐，舌质红、苔黄腻，脉滑数。

治法：清化痰热，活血祛瘀。

方药：温胆汤合丹参饮。

方中以竹茹、半夏和陈皮清热化痰，枳实理气化痰，茯苓渗湿化痰，而使姜、枣，甘草调和诸药；丹参饮方中重用丹参活血祛瘀，佐以檀香、砂仁理气宽中而止痛。热盛者加黄连、黄芩；偏寒者纳呆肢乏，体倦嗜睡，舌淡苔白腻，脉滑，加薤白、瓜蒌；因脾虚痰瘀者，可健脾除痰祛瘀，用六君子汤加薤白、瓜蒌、田七和丹参等；血瘀明显胸痛甚者加田七、蒲黄。

2.气滞血瘀

主要证候：心胸大痛，持续不解，牵连肩背，有时可为下颔痛、牙痛和咽部梗塞等，舌边暗紫或有瘀点，脉涩或结代。

治法：理气活血，祛瘀通脉。

方药：血府逐瘀汤。

方中由桃红四物汤合四逆散加桔梗、牛膝而成。方中桃红四物汤活血化瘀，四逆散利气开胸，桔梗开肺气并载药上行，牛膝通利血脉，引血下行。因于气滞者加香附、郁金；因于气虚者加党参、黄芪。

3.阳虚欲脱

主要证候：心前区剧痛，四肢厥冷，大汗淋漓，面色苍白，甚则晕厥、二便自遗，舌淡紫暗，苔白腻，脉微细欲绝或散涩结代。

治法：宣通胸阳，回阳固脱。

方药：当归四逆汤合参附汤。当归四逆汤方中以当归、赤芍活血祛瘀，配桂枝、细辛和通草温阳通脉，甘草、大枣调和诸药，合用人参，附子回阳救逆。阴寒凝滞甚者，合用赤石脂丸；肾阳虚衰者，加杜仲、巴戟天；心阳欲脱者，加龙骨，牡蛎。

4.气阴两虚

主要证候：心前区痛，自汗盗汗，心烦失眠，手足心热，气短懒言，舌红苔白或无苔，脉细数或浮大中空。

治法：益气养阴。

方药：生脉散。

方中以人参大补元气，以麦冬养阴生津，五味子酸敛，助人参、麦冬生津化气。兼血虚血瘀而痛者加当归、赤芍和田七；兼肝肾阴虚者加山萸肉、黄精和旱莲草；兼心气虚、脉结代者合炙甘草汤；面红如妆、汗出如油和元阴欲脱者，加龟板、牡蛎。

七、临床思路

(1)对急性心肌梗死的治疗应在医护人员的严密监护下进行，决不可掉以轻心。在治疗过程中，医师应随时掌握用药后患者的临床症状、血压和心率。呼吸等的变化，警惕并发症的发生。

(2)时间对急性心肌梗死患者的救治具有特殊的意义，对于以急性心肌梗死相关症状就诊的患者，从接诊到初步作出判断时间不能超过 10 分钟，对于明确诊断且无禁忌证的患者要争取在 30 分钟内开始实施溶栓治疗，或 90 分钟内开始实施 PCI 治疗。

(3)结合既往的临床调查及相关基础实验结果表明，中医药对急性心肌梗死的治疗及降低病死率可能具有重要作用。但病情危急，并发有严重心律失常、泵功能衰竭或心源性休克的病例，应采取中西医结合进行抢救治疗。

(4)中医辨证当知证之顺逆，察舌可明病之进退。经治疗后，舌苔由黄转白，由厚变薄，说明病邪渐退，病势好转，是为顺证。若舌苔再次转黄变厚，说明病邪亢盛，须防再梗。

八、预后与转归

急性心肌梗死的预后与梗死面积大小、侧支循环建立的情况、有无其他疾病并存以及治疗是否及时有关。急性期住院死亡率过去一般为 30%左右；采用监护治疗后，降至 15%左右；再灌注时代(药物溶栓治疗及介入治疗)后进一步降至 4%左右。死亡多在第一周内，尤其是在数小时内，发生严重心律失常、休克或心力衰竭者，死亡率更高。影响心肌梗死患者远期预后的主要是心功能不全和心律失常。

九、预防与调护

(1)加强卫生防疫知识的普及,进行健康教育,提倡健康的生活方式,控制易患因素,做好一级预防工作,降低本病在人群中的总体发病率。对本病的高危人群(包括患者的家属)应普及有关心肌梗死的知识,提高对本病的认识,一旦出现相关的症状,可及时就诊,避免延误最佳救治时机。

(2)对急性心肌梗死的患者,在急性期宜以静心卧养为主,忌忧愁多虑,患得患失;饮食宜清淡,可进食新鲜蔬菜水果等食物。急性期过后,如无并发症,宜尽早开始活动,但要循序渐进,勿使过劳。平时宜舒畅情志,保持乐观开朗的心态,并要调适寒温,预防感冒。

第四章 消化内科疾病

第一节 胃食管反流病

一、概述

胃食管反流病(GERD)是指胃内容物反流入食管,引起不适症状和/或并发症的一种疾病。如酸(碱)反流导致的食管黏膜破损称为反流性食管炎(RE)。常见症状有胸骨后疼痛或烧灼感、反酸、胃灼热、恶心、呕吐、咽下困难,甚至吐血等。

本病经常和慢性胃炎,消化性溃疡或食管裂孔疝等病并存,但也可单独存在。广义上讲,凡能引起胃食管反流的情况,如进行性系统性硬化症、妊娠呕吐,以及任何原因引起的呕吐,或长期放置胃管、三腔管等,均可导致胃食管反流,引起继发性反流性食管炎。长期反复不愈的食管炎可致食管瘢痕形成、食管狭窄,或裂孔疝、慢性局限性穿透性溃疡,甚至发生癌变。

2006 年中国胃食管反流病共识意见中提出 GERD 可分为非糜烂性反流病(NERD)、糜烂性食管炎(EE)和 Barrett 食管(BE)三种类型,也可称为 GERD 相关疾病。有人认为 GERD 的三种类型相对独立,相互之间不转化或很少转化,但有些学者则认为这三者之间可能有一定相关性。①NERD 是指存在反流相关的不适症状,但内镜下未见 BE 和食管黏膜破损。②EE 是指内镜下可见食管远段黏膜破损。③BE 是指食管远段的鳞状上皮被柱状上皮所取代。

在 GERD 的三种疾病形式中,NERD 最为常见,EE 可合并食管狭窄、溃疡和消化道出血,BE 有可能发展为食管腺癌。这三种疾病形式之间相互关联和进展的关系需待进一步研究。

蒙特利尔共识意见对 GERD 进行了分类,将 GERD 的表现分为食管综合征和食管外综合征，食管外综合征再分为明确相关和可能相关。

食管综合征包括以下两种。①症状综合征：典型反流综合征，反流性胸痛综合征。②伴食管破损的综合征：反流性食管炎，反流性食管狭窄，Barrett 食管，食管腺癌。

食管外综合征包括以下两种。①明确相关的：反流性咳嗽综合征，反流性喉炎综合征，反流性哮喘综合征，反流性牙侵蚀综合征。②可能相关的：咽炎，鼻窦炎，特发性肺纤维化，复发性中耳炎。

广泛使用 GERD 蒙特利尔定义中公认的名词将会使 GERD 的研究更加全球化。

在正常情况下，食管下端与胃交界线上 3～5 cm 范围内，有一高压带（LES）构成一个压力屏障，能防止胃内容物反流入食管。当食管下端括约肌关闭不全时，或食管黏膜防御功能破坏时，不能防止胃十二指肠内容物反流到食管，以致胃酸、胃蛋白酶、胆盐和胰酶等损伤食管黏膜，均可促使发生胃食管反流病。其中尤以 LES 功能失调引起的反流性食管炎为主要机制。

二、诊断

（一）临床表现

本病初起，可不出现症状，但有胃食管明显反流者，常出现下列自觉症状。

1.胸骨后烧灼感或疼痛

此为最早最常见的症状，表现为在胸骨后感到烧灼样不适，并向胸骨上切迹、肩胛部或颈部放射，在餐后 1 小时躺卧或增高腹内压时出现，严重者可使患者于夜间醒来，口服抗酸剂后迅速缓解，但一部分长期有反流症状的患者，亦可伴有挤压性疼痛，与体位或进食无关，抗酸剂不能使之缓解，进酸性或热性液体时，则反使疼痛加重。

但胃灼热亦可在食管运动障碍或心、胆囊及胃十二指肠疾病中出现，确诊仍有赖于其他客观检查。

2.胃、食管反流

胃、食管反流表现为酸性或苦味液体反流到口腔，偶尔有食物从胃反流到口内，若严重者夜间出现反酸，可将液体或食物吸入肺内，引起阵发性咳嗽、呼吸困难及非季节性哮喘等。

3.咽下困难

初期多因炎症而有咽下轻度疼痛和阻塞不顺之感觉，进而食管痉挛，多有间歇性咽下梗阻，后期食管狭窄则咽下困难，甚至有进食后不能咽下的间断反吐现象，严重病例可呈间歇性咽下困难，伴有咽下疼痛，此时，不一定有食管狭窄，可能为食管远端的运动功能障碍，继发食管痉挛所致。慢性患者由于持续的咽下困难，饮食减少，摄取营养不足，体重明显下降。

4.出血

严重的活动性炎症，由于黏膜糜烂出血，可出现大便潜血阳性，或吐出物带血，或引起轻度缺铁性贫血，饮酒后，出血更重。

5.消化道外症状

Delahuntg 综合征即发生慢性咽炎，慢性声带炎和气管炎等综合征。这是由于胃食管的经常性反流，对咽部和声带产生损伤性炎症，引起咽部灼酸苦辣感觉；还可以并发 Zenker 憩室和"唇烧灼"综合征，即发生口腔黏膜糜烂和舌、唇、口腔的烧灼感；反流性食管炎还可导致反复发作的咳嗽、哮喘、夜间呼吸暂停、心绞痛样胸痛。

反流性食管炎出现症状的轻重，与反流量、伴发裂孔疝的大小及内镜所见的组织病变程度均无明显的正相关，而与反流物质和食管黏膜接触时间有密切关系。症状严重者，反流时食管 pH 在 4.0 以下，而且酸清除时间明显延长。

(二)辅助检查

1.上消化道内镜检查

上消化道内镜检查有助于确定有无反流性食管炎以及有无并发症，如食管裂孔疝、食管炎性狭窄、食管癌等，结合病理活检有利于明确病变性质。但内镜下的食管炎不一定均有反流所致，还有其他病因如吞服药物、真菌感染、腐蚀剂等，需除外。一般来说，远端食管炎常常由反流引起。

2.钡餐检查

反流性食管炎患者的食管钡餐检查可显示下段食管黏膜皱襞增粗、不光滑，可见浅龛影或伴有狭窄等，食管蠕动可减弱。有时可显示食管裂孔疝，表现为贲门增宽，胃黏膜疝入食管内，尤其在头低位时，钡剂可向食管反流。卧位时如吞咽小剂量的硫酸钡，则显示多数 GERD 患者的食管体部和 LES 排钡延缓。一般来说，此项检查阳性率不高，有时难以判断病变性质。

3.食管 pH 监测

24 小时食管 pH 监测能详细显示酸反流、昼夜酸反流规律、酸反流与症状的关系以及患者对治疗的反应，使治疗个体化。其对 EE 的阳性率＞80%，对 NERD 的阳性率为 50%～75%。此项检查虽能显示过多的酸反流，也是迄今为止公认的金标准,但也有假阴性。

4.食管测压

食管测压能显示LESP低下,一过性LES松弛情况。尤其是松弛后蠕动压低以及食管蠕动收缩波幅低下或消失,这些正是胃食管反流的运动病理基础。在GERD的诊断中,食管测压除帮助食管pH电极定位、术前评估食管功能和预测手术外,还能预测抗反流治疗的疗效和是否需长期维持治疗。

5.食管胆汁反流监测

其方法是将光纤导管的探头放置LES上缘之上5 cm处,以分光光度法监测食管反流物内的胆红素含量,并将结果输回光电子系统。胆汁是十二指肠内容物的重要成分。其中含有的胆红素是胆汁中的主要的色素成分,在453 nm处有特殊的吸收高峰,可间接表明食管暴露于十二指肠内容物的情况。此项检查虽能间接反映十二指肠胃食管的反流情况,但有其局限性,一是胆红素不是唯一的有害物质,二是反流物中的黏液、食物颗粒、血红蛋白等的影响可出现假阳性的结果。

6.其他

对食管黏膜超微结构的研究可了解反流存在的病理生理学基础;无线食管pH测定可提供更长时间的酸反流检测;腔内阻抗技术的应用可监测所有反流事件,明确反流物的性质(气体、液体或气体液体混合物),与食管pH监测联合应用可明确反流物为酸性或非酸性,以及反流物与反流症状的关系。

三、临床诊断

(一)GERD诊断

1.临床诊断

(1)有典型的胃灼热和反流症状,且无幽门梗阻或消化道梗阻的证据,临床上可考虑为GERD。

(2)有食管外症状,又有反流症状,可考虑是反流相关或可能相关的食管外症状,如反流相关的咳嗽、哮喘。

(3)如仅有食管外症状,但无典型的胃灼热和反流症状,尚不能诊断为GERD。宜进一步了解食管外症状发生的时间、与进餐和体位的关系以及其他诱因。需注意有无重叠症状(如同时有GERD和肠易激综合征或功能性消化不良)、焦虑、抑郁状态、睡眠障碍等。

2.上消化道内镜检查

由于我国是胃癌、食管癌的高发国家,内镜检查已广泛开展,因此,对于拟诊患者一般先进行内镜检查，特别是症状发生频繁、程度严重，伴有报警征象，或有肿瘤家族史，或患者很希望内镜检查时。上消化道内镜检查有助于确定有无反流性食管炎及有无并发症，如食管裂孔疝、食管炎性狭窄以及食管癌等；有助于NERD的诊断；先行内镜检查比先行诊断性治疗，能够有效地缩短诊断时间。对食管黏膜破损者，可按1994年洛杉矶会议提出的分级标准，将内镜下食管病变严重程度分为A～D级。A级：食管黏膜有一个或几个<5 mm的黏膜损伤。B级：同A级外，连续病变黏膜损伤>5 mm。C级：非环形的超过两个皱襞以上的黏膜融合性损伤（范围<75%食管周径）。D级：广泛黏膜损伤，病灶融合，损伤范围>75%食管周径或全周性损伤。

3.诊断性治疗

对拟诊患者或疑有反流相关食管外症状的患者，尤其是上消化道内镜检查阴性时，可采用诊断性治疗。

质子泵抑制剂（PPI）诊断性治疗（PPI试验）已被证实是行之有效的方法。建议服用标准剂量PPI一天2次，疗程1～2周。服药后如症状明显改善，则支持酸相关GERD的诊断；如症状改善不明显，则可能有酸以外的因素参与或不支持诊断。

PPI试验不仅有助于诊断GERD，同时还启动了治疗。其本质在于PPI阳性与否充分强调了症状与酸之间的关系，是反流相关的检查。PPI阴性有以下几种可能：①抑酸不充分；②存在酸以外因素诱发的症状；③症状不是反流引起的。

PPI试验具有方便、可行、无创和敏感性高的优点，缺点是特异性较低。

（二）NERD诊断

1.临床诊断

NERD主要依赖症状学特点进行诊断，典型的症状为胃灼热和反流。患者以胃灼热症状为主诉时，如能排除可能引起胃灼热症状的其他疾病，且内镜检查未见食管黏膜破损，可作出NERD的诊断。

2.相关检查

内镜检查对NERD的诊断价值在于可排除EE或BE及其他上消化道疾病，如溃疡或胃癌。

3.诊断性治疗

PPI试验是目前临床诊断NERD最为实用的方法。PPI治疗后，胃灼热等典型反流症状消失或明显缓解提示症状与酸反流相关，如内镜检查无食管黏膜破损的证据，临床可诊断为NERD。

(三)BE诊断

1.临床诊断

BE本身通常不引起症状，临床主要表现为GERD的症状，如胃灼热、反流、胸骨后疼痛、吞咽困难等。但约25%的患者无GERD症状，因此在筛选BE时不应仅局限于有反流相关症状的人群，行常规胃镜检查时，对无反流症状的患者也应注意有无BE存在。

2.内镜诊断

BE的诊断主要根据内镜检查和食管黏膜活检结果。如内镜检查发现食管远端有明显的柱状上皮化生并得到病理学检查证实时，即可诊断为BE。按内镜下表现分型如下。①全周型：红色黏膜向食管延伸，累及全周，与胃黏膜无明显界限，游离缘距LES在3 cm以上。②岛型：齿状线1 cm以上出现斑片状红色黏膜。舌型：与齿状线相连，伸向食管呈火舌状。

按柱状上皮化生长度分型如下。①长段BE：上皮化生累及食管全周，且长度≥3 cm。②短段BE：柱状上皮化生未累及食管全周，或虽累及全周，但长度<3 cm。

内镜表现如下。①SCJ内镜标志：食管鳞状上皮表现为淡粉色光滑上皮，胃柱状上皮表现为橘红色，鳞、柱状上皮交界处构成的齿状Z线，即为SCJ。②EGJ内镜标志：为管状食管与囊状胃的交界处，其内镜下定位的标志为最小充气状态下胃黏膜皱襞的近侧缘和/或食管下端纵行栅栏样血管末梢。③明确区分SCJ及EGJ：这对于识别BE十分重要，因为在解剖学上EGJ与内镜观察到的SCJ并不一致，且反流性食管炎黏膜在外观上可与BE混淆，所以确诊BE需病理活检证实。④BE内镜下典型表现：EGJ近端出现橘红色柱状上皮，即SCJ与EGJ分离。BE的长度测量应从EGJ开始向上至SCJ。内镜下亚甲蓝染色有助于对灶状肠化生的定位，并能指导活检。

3.病理学诊断

(1)活检取材：推荐使用四象限活检法，即常规从EGJ开始向上以2 cm的间隔分别在4个象限取活检；对疑有BE癌变者应向上每隔1 cm在4个象限取活检对有溃疡、糜烂、斑块、小结节狭窄和其他腔内异常者，均应取活检行病理学检查。

(2)组织分型。①贲门腺型：与贲门上皮相似，有胃小凹和黏液腺，但无主细胞和壁细胞。②胃底腺型：与胃底上皮相似，可见主细胞和壁细胞，但BE上皮萎缩较明显，腺体较少且短小，此型多分布于BE远端近贲门处。③特殊肠化生型：又称Ⅲ型肠化生或不完全小肠化生型，分布于鳞状细胞和柱状细胞交界处，化生的柱状上皮中可见杯状细胞为其特征性改变。

(3)BE的异型增生。①低度异型增生(LGD)：由较多小而圆的腺管组成，腺上皮细胞拉长，细胞核染色质浓染，核呈假复层排列，黏液分泌很少或不分泌，增生的细胞可扩展至黏膜表面；②高度异型增生(HGD)：腺管形态不规则，呈分支或折叠状，有些区域失去极性。与LGD相比，HGD细胞核更大、形态不规则且呈簇状排列，核膜增厚，核仁呈明显双嗜性，间质无浸润。

四、鉴别诊断

(一)反流性食管炎

两病可合并存在，在临床上，两者均可出现反流性症状，如胃灼热感、反酸、咽下困难及出血等。也可因腹内压或胃内压增高而加重症状。但反流性食管炎症状仅限于胃食管反流现象。而食管裂孔疝不但影响食管，也侵及附近神经，甚至影响心肺功能，故其反流症状较重，胸骨后可出现明显疼痛，也可出现咽部异物感和阵发性心律不齐。而在诊断上，食管裂孔疝主要依靠X线钡餐，而反流性食管炎主要依靠内镜。

(二)食管贲门黏膜撕裂综合征

前者最典型的病史是先有干呕或呕吐正常胃内容物一次或多次，随后呕吐新鲜血液，诊断主要靠内镜。由于浅表的撕裂病损，在出血后48～72小时内多数已愈合，因此应及时做内镜检查。

(三)食管贲门失弛缓症

这是一种食管的神经肌肉功能障碍性疾病，也可出现如反流性食管炎样的食物反流、吞咽困难及胸骨后疼痛等症状。但本症多见于20～40岁的年轻患者，发病常与情绪波动及冷饮有关。X线钡餐检查，可见鸟嘴状及钡液平面等特征性改变。食管压力测定可观察到食管下端2/3无蠕动，吞咽时LES压力比静止压升高1.3 kPa(10 mmHg)，并松弛不完全，必要时可做内镜检查，以排除其他疾病。

(四)弥漫性食管痉挛

弥漫性食管痉挛也可伴有吞咽困难和胸骨后疼痛，是一种食管下端2/3无蠕动而又强烈收缩的疾病，一般不常见，可发生在任何年龄。食管钡餐检查可见

“螺旋状食管”,即食管收缩时食管外观呈锯齿状。食管测压试验可观察到反复非蠕动性高幅度持久的食管收缩。

(五)食管癌

食管癌以进行性咽下困难为典型症状,出现胃灼热和反酸的症状较少,但若由于癌瘤的糜烂及溃疡形成或伴有食管炎症,亦可见到胸骨后烧灼痛,一般进行食管X线钡餐检查,或食管镜检查,不难与反流性食管炎作出鉴别。

五、并发症

(一)食管并发症

1.反流性食管炎

反流性食管炎是内镜下可见远段食管黏膜的破损,甚至出现溃疡,是胃食管反流病食管损伤的最常见后果和表现。

2.Barrett食管

Barrett食管多发生于鳞状上皮与柱状上皮交界处。蒙特利尔定义认为,当内镜疑似食管化生活检发现柱状上皮时,应诊断为Barrett食管,并具体说明是否存在肠型化生。

3.食管狭窄和出血

反流性食管狭窄是严重反流性疾病的结果。长期食管炎症由于瘢痕形成而致食管狭窄,表现为吞咽困难,反胃和胸骨后疼痛,狭窄多发生于食管下段。GERD引起的出血罕见,主要见于食管溃疡者。

4.食管腺癌

蒙特利尔共识意见明确指出食管腺癌是GERD的并发症,食管腺癌的危险性与胃灼热的频率和时间成正比,慢性GERD症状增加食管腺癌的危险性。长节段Barrett食管伴化生是食管腺癌最重要的、明确的危险因素。

(二)食管外并发症

反流性食管炎由于反流的胃液侵袭咽部、声带和气管,引起慢性咽炎、声带炎和气管炎,甚至吸入性肺炎。

六、治疗

参照2006年“中国胃食管反流病治疗共识意见”进行治疗。

(一)改变生活方式

抬高床头、睡前3小时不再进食、避免高脂肪食物、戒烟酒、减少摄入可以降低食管下段括约肌(LES)压力的食物(如巧克力、薄荷、咖啡、洋葱、大蒜等)。减轻体质量可减少 GERD 患者反流症状。

(二)抑制胃酸分泌

抑制胃酸的药物包括 H_2 受体阻滞剂(H_2-RA)和质子泵抑制剂(PPI)等。

1.初始治疗的目的是尽快缓解症状,治愈食管炎

(1)H_2-RA 仅适用于轻至中度 GERD 治疗。H_2-RA(西咪替丁、雷尼替丁、法莫替丁等)治疗反流性 GERD 的食管炎愈合率为 50%～60%,胃灼热症状缓解率为 50%。

(2)PPI 是 GERD 治疗中最常用的药物,伴有食管炎的 GERD 治疗首选。临床奥美拉唑、兰索拉唑、泮托拉唑、雷贝拉唑和埃索美拉唑可供选用。在标准剂量下,新一代 PPI 具有更强的抑酸作用。

PPI 治疗糜烂性食管炎的内镜下 4 周、8 周愈合率分别为 80%和 90%左右,PPI 推荐采用标准剂量,疗程 8 周。部分患者症状控制不满意时可加大剂量或换一种 PPI。

(3)非糜烂性反流病(NERD)治疗的主要药物是 PPI。由于 NERD 发病机制复杂,PPI 对其症状疗效不如糜烂性食管炎,但 PPI 是治疗 NERD 的主要药物,治疗的疗程应不少于 8 周。

2.维持治疗是巩固疗效、预防复发的重要措施

GERD 是一种慢性疾病,停药后半年的食管炎与症状复发率分别为 80%和 90%,故经初始治疗后,为控制症状、预防并发症,通常需采取维持治疗。

目前维持治疗的方法有三种:维持原剂量或减量、间歇用药、按需治疗。采取哪一种维持治疗方法,主要根据患者症状及食管炎分级来选择药物与剂量,通常严重的糜烂性食管炎(LAC-D 级)需足量维持治疗,NERD 可采用按需治疗。H_2-RA 长期使用会产生耐受性,一般不适合作为长期维持治疗的药物。

(1)原剂量或减量维持:维持原剂量或减量使用 PPI,每天 1 次,长期使用以维持症状持久缓解,预防食管炎复发。

(2)间歇治疗:PPI 剂量不变,但延长用药周期,最常用的是隔天疗法。3 天 1 次或周末疗法因间隔太长,不符合 PPI 的药代动力学,抑酸效果较差,不提倡使用。在维持治疗过程中,若症状出现反复,应增至足量 PPI 维持。

(3)按需治疗:按需治疗仅在出现症状时用药,症状缓解后即停药。按需治疗建议在医师指导下,由患者自己控制用药,没有固定的治疗时间,治疗费用低

于维持治疗。

3.Barrett 食管(BE)治疗

虽有文献报道 PPI 能延缓 BE 的进程,尚无足够的循证依据证实其能逆转 BE。BE 伴有糜烂性食管炎及反流症状者,采用大剂量 PPI 治疗,并长期维持治疗。

4.控制夜间酸突破(NAB)

NAB 指在每天早、晚餐前服用 PPI 治疗的情况下,夜间胃内 pH<4 持续时间>1 小时。控制 NAB 是治疗 GERD 的措施之一。治疗方法包括调整 PPI 用量、睡前加用 H_2-RA、应用血浆半衰期更长的 PPI 等。

(三)对 GERD 可选择性使用促动力药物

在 GERD 的治疗中,抑酸药物治疗效果不佳时,考虑联合应用促动力药物,特别是对于伴有胃排空延迟的患者。

(四)手术与内镜治疗应综合考虑,慎重决定

GERD 手术与内镜治疗的目的是增强 LES 抗反流作用,缓解症状,减少抑酸剂的使用,提高患者的生活质量。

BE 伴高度不典型增生、食管严重狭窄等并发症,可考虑内镜或手术治疗。

第二节 贲门失弛缓症

贲门失弛缓症是一种食管运动障碍性疾病,以食管缺乏蠕动和食管下括约肌(LES)松弛不良为特征。临床上贲门失弛缓症表现为患者对液体和固体食物均有吞咽困难、体重减轻、餐后反食、夜间呛咳及胸骨后不适或疼痛。

一、流行病学

贲门失弛缓症是一种少见疾病。欧美国家较多,发病率每年为(0.5~8.0)/10 万,男女发病率接近,约为 1.00∶1.15。本病多见于 30~40 岁的成年人,其他年龄亦可发病。

二、病因和发病机制

病因可能与基因遗传、病毒感染、自身免疫及心理一社会因素有关。贲门失弛缓症的发病机制有先天性、肌源性和神经源性学说。先天性学说认为本病是常染色体隐性遗传；肌源性学说认为贲门失弛缓症 LES 压力升高是由 LES 本身病变引起，但最近的研究表明，贲门失弛缓症患者的病理改变主要在神经而不在肌肉，目前人们广泛接受的是神经源性学说。

三、临床表现

患者主要症状为吞咽困难、反食、胸痛，也可有呼吸道感染、贫血、体重减轻等表现。

(一)吞咽困难

几乎所有的患者均有程度不同的吞咽困难。起病多较缓慢，病初吞咽困难时有时无，时轻时重，后期则转为持续性。吞咽困难多呈间歇性发作，常因与人共餐、情绪波动、发怒、忧虑、惊骇或进食过冷和辛辣等刺激性食物有关。大多数患者吞咽固体和液体食物同样困难，少部分患者吞咽液体食物较固体食物更困难，故以此征象与其他食管器质性狭窄所产生的吞咽困难相鉴别。

(二)反食

多数患者合并反食症状。随着咽下困难的加重，食管的进一步扩张，相当量的内容物可潴留在食管内达数小时或数天之久，而在体位改变时反流出来。尤其是在夜间平卧位更易发生。从食管反流出来的内容物因未进入过胃腔，故无胃内呕吐物酸臭的特点，但可混有大量黏液和唾液。

(三)胸痛

胸痛是发病早期的主要症状之一，发生率为 40%～90%，性质不一，可为闷痛、灼痛或针刺痛。疼痛部位多在胸骨后及中上腹，疼痛发作有时酷似心绞痛，甚至舌下含化硝酸甘油片后可获缓解。疼痛发生的原因可能是食管平滑肌强烈收缩，或食物滞留性食管炎所致。随着吞咽困难的逐渐加剧，梗阻以上食管的进一步扩张，疼痛反而逐渐减轻。

(四)体重减轻

此症与吞咽困难的程度相关。严重吞咽困难可有明显的体重下降，但很少有恶病质样变。

(五)呼吸道症状

由于食物反流，尤其是夜间反流，误入呼吸道引起吸入性感染。出现刺激性咳嗽、咳痰、气喘等症状。

(六)出血和贫血

患者可有贫血表现。偶有出血,多为食管炎所致。

(七)其他

在后期病例,极度扩张的食管可压迫胸腔内器官而产生干咳、气急、发绀和声音嘶哑等。患者很少发生呃逆,为本病的重要特征。

(八)并发症

本病可继发食管炎、食管溃疡、巨食管症、自发性食管破裂、食管癌等。贲门失弛缓症患者患食管癌的风险为正常人的 14～140 倍。有研究报道,贲门失弛缓症治疗 30 年后,19%的患者死于食管癌。因其合并食管癌时,临床症状可无任何变化,临床诊断比较困难,容易漏诊。

四、实验室及其他检查

(一)X 线检查

X 线检查是诊断本病的首选方法。

1.胸部 X 线检查

本病初期,胸部 X 线片可无异常。随着食管扩张,可在后前位胸片见到纵隔右上边缘膨出。在食管高度扩张、伸延与弯曲时,可见纵隔增宽而超过心脏右缘,有时可被误诊为纵隔肿瘤。当食管内潴留大量食物和气体时,食管内可见液平面。大部分病例可见胃泡消失。

2.食管钡餐检查

动态造影可见食管的收缩具有紊乱和非蠕动性质,吞咽时 LES 不松弛,钡餐常难以通过贲门部而潴留于食管下端,并显示远端食管扩张、黏膜光滑,末端变细呈鸟嘴形或漏斗形。

(二)内镜检查

内镜下可见食管体部扩张呈憩室样膨出,无张力,蠕动差。食管内见大量食物和液体潴留,贲门口紧闭,内镜通过有阻力,但均能通过。若不能通过则要考虑有无其他器质性原因所致狭窄。

(三)食管测压

本病最重要的特点是吞咽后 LES 松弛障碍,食管体部无蠕动收缩,LES 压力升高[>4.0 kPa(30 mmHg)],不能松弛、松弛不完全或短暂松弛(<6 秒),食

管内压高于胃内压。

（四）放射性核素检查

用^{99m}Tc标记液体后吞服，显示食管通过时间和节段性食管通过时间，同时也显示食管影像。立位时，食管通过时间平均为7秒，最长不超过15秒。卧位时比立位时要慢。

五、诊断

根据病史有典型的吞咽困难、反食、胸痛等临床表现，结合典型的食管钡餐影像及食管测压结果即可确诊本病。

六、鉴别诊断

（一）反流性食管炎伴食管狭窄

本病反流物有酸臭味，或混有胆汁，胃灼热症状明显，应用质子泵抑制剂治疗有效。食管钡餐检查无典型的“鸟嘴样”改变，LES压力降低，且低于胃内压力。

（二）恶性肿瘤

恶性肿瘤细胞侵犯肌间神经丛，或肿瘤环绕食管远端压迫食管，可见与贲门失弛缓症相似的临床表现，包括食管钡餐影像。常见的肿瘤有食管癌、贲门胃底癌等，内镜下活检具有重要的鉴别作用。如果内镜不能达到病变处则应行扩张后取活检，或行CT检查以明确诊断。

（三）弥漫性食管痉挛

本病亦为食管动力障碍性疾病，与贲门失弛缓症有相同的症状。但食管钡餐显示为强烈的不协调的非推进型收缩，呈现串珠样或螺旋状改变。食管测压显示为吞咽时食管各段同期收缩，重复收缩，LES压力大部分是正常的。

（四）继发性贲门失弛缓症

锥虫病、淀粉样变性、特发性假性肠梗阻、迷走神经切断术后等也可以引起类似贲门失弛缓症的表现，食管测压无法区别病变是原发性或继发性。但这些疾病均累及食管以外的消化道或其他器官，借此与本病鉴别。

七、治疗

目前尚无有效的方法恢复受损的肌间神经丛功能，主要是针对LES，不同程度解除LES的松弛障碍，降低LES压力，预防并发症。主要治疗手段有药物治疗、内镜下治疗和手术治疗。

（一）药物治疗

目前可用的药物有硝酸甘油类和钙通道阻滞剂，如硝酸甘油 0.6 mg，每天 3 次，餐前 15 分钟舌下含化，或硝酸异山梨酯 10 mg，每天 3 次，或硝苯地平 10 mg，每天 3 次。由于药物治疗的效果并不完全，且作用时间较短，一般仅用于贲门失弛缓症的早期、老年高危患者或拒绝其他治疗的患者。

（二）内镜治疗

1.内镜下 LES 内注射肉毒毒素

肉毒毒素是肉毒梭状杆菌产生的外毒素，具有极高的生物活性与毒性，是一种神经肌肉胆碱能阻断剂。它能与神经肌肉接头处突触前胆碱能末梢快速而强烈地结合，阻断神经冲动的传导而使骨骼肌麻痹，还可抑制平滑肌的活动，抑制胃肠道平滑肌的收缩。内镜下注射肉毒毒素是一种简单、安全且有效的治疗手段，但由于肉毒毒素在几天后降解，其对神经肌肉接头处突触前胆碱能末梢的作用减弱或消失，因此，若要维持疗效，需要反复注射。

2.食管扩张

球囊扩张术是目前治疗贲门失弛缓症最为有效的非手术疗法，它的近期及远期疗效明显优于其他非手术治疗，但并发症发生率较高，尤以穿孔最为严重，发生率为 1%～5%。球囊扩张的原理主要是通过强力作用，使 LES 发生部分撕裂，解除食管远端梗阻，缓解临床症状。

3.手术治疗

Heller 肌切开术是迄今治疗贲门失弛缓症的标准手术，其目的是降低 LES 压力，缓解吞咽困难。同时保持一定的 LES 压力，防止食管反流的发生。手术方式分为开放性手术和微创性手术两种，开放性手术术后症状缓解率可达 80%～90%，但 10%～46%的患者可能发生食管反流。因此大多数学者主张加做防反流手术。尽管开放性手术的远期效果是肯定的，但是由于其创伤大、术后恢复时间长、费用昂贵，一般不作为贲门失弛缓症的一线治疗手段，仅在其他治疗方法失败，且患者适合手术时才选用开放性手术。

第三节　消化性溃疡

消化性溃疡主要指发生在胃和十二指肠的慢性溃疡，即胃溃疡（GU）和十二

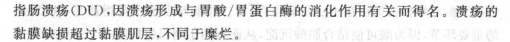

指肠溃疡(DU),因溃疡形成与胃酸/胃蛋白酶的消化作用有关而得名。溃疡的黏膜缺损超过黏膜肌层,不同于糜烂。

一、流行病学

消化性溃疡是全球性常见病。本病可发生于任何年龄,但中年最为常见,DU 多见于青壮年,而 GU 多见于中老年,后者发病高峰比前者约迟 10 年。男性患病比女性较多。临床上,DU 比 GU 为多见,两者之比为(2～3)∶1,但有地区差异,在胃癌高发区 GU 所占的比例有所增加。

二、病因和发病机制

在正常生理情况下,胃十二指肠黏膜经常接触有强侵蚀力的胃酸和在酸性环境下被激活、能水解蛋白质的胃蛋白酶。此外,还经常受摄入的各种有害物质的侵袭,但却能抵御这些侵袭因素的损害,维持黏膜的完整性,这是因为胃十二指肠黏膜具有一系列防御和修复机制。目前认为,胃十二指肠黏膜的这一完善而有效的防御和修复机制,足以抵抗胃酸/胃蛋白酶的侵蚀。一般而言,只有当某些因素损害了这一机制才可能发生胃酸/胃蛋白酶侵蚀黏膜而导致溃疡形成。近年的研究已经明确,幽门螺杆菌和非甾体抗炎药是损害胃十二指肠黏膜屏障从而导致消化性溃疡发病的最常见病因。少见的特殊情况,当过度胃酸分泌远远超过黏膜的防御和修复作用也可能导致消化性溃疡发生。现将这些病因及其导致溃疡发生的机制分述如下。

(一)幽门螺杆菌

确认幽门螺杆菌为消化性溃疡的重要病因主要基于以下两方面的证据:①消化性溃疡患者的幽门螺杆菌检出率显著高于对照组的普通人群,在 DU 的检出率约为 90%、GU 为 70%～80%(幽门螺杆菌阴性的消化性溃疡患者往往能找到 NSAIDs 服用史等其他原因);②大量临床研究肯定,成功根除幽门螺杆菌后溃疡复发率明显下降,用常规抑酸治疗后愈合的溃疡年复发率为 50%～70%,而根除幽门螺杆菌可使溃疡复发率降至 5%以下,这就表明去除病因后消化性溃疡可获治愈。至于何以在感染幽门螺杆菌的人群中仅有少部分人(约 15%)发生消化性溃疡,一般认为,这是幽门螺杆菌、宿主和环境因素三者相互作用的不同结果。

幽门螺杆菌感染导致消化性溃疡发病的确切机制尚未阐明。目前比较普遍接受的一种假说试图将幽门螺杆菌、宿主和环境三个因素在 DU 发病中的作用统一起来。该假说认为,胆酸对幽门螺杆菌生长具有强烈的抑制作用,因此正常情况下幽门螺杆菌无法在十二指肠生存，十二指肠球部酸负荷增加是DU发病的重要环节，因为酸可使结合胆酸沉淀，从而有利于幽门螺杆菌在十二指肠球部生长。幽门螺杆菌只能在胃上皮组织定植，因此在十二指肠球部存活的幽门螺杆菌只有当十二指肠球部发生胃上皮化生才能定植下来，而据认为十二指肠球部的胃上皮化生是十二指肠对酸负荷的一种代偿反应。十二指肠球部酸负荷增加的原因，一方面与幽门螺杆菌感染引起慢性胃窦炎有关，幽门螺杆菌感染直接或间接作用于胃窦D、G细胞，削弱了胃酸分泌的负反馈调节，从而导致餐后胃酸分泌增加；另一方面，吸烟、应激和遗传等因素均与胃酸分泌增加有关。定植在十二指肠球部的幽门螺杆菌引起十二指肠炎症，炎症削弱了十二指肠黏膜的防御和修复功能，在胃酸/胃蛋白酶的侵蚀下最终导致DU发生。十二指肠炎症同时导致十二指肠黏膜分泌碳酸氢盐减少，间接增加十二指肠的酸负荷，进一步促进DU的发生和发展过程。

对幽门螺杆菌引起GU的发病机制研究较少，一般认为是幽门螺杆菌感染引起的胃黏膜炎症削弱了胃黏膜的屏障功能，胃溃疡好发于非泌酸区与泌酸区交界处的非泌酸区侧，反映了胃酸对屏障受损的胃黏膜的侵蚀作用。

（二）非甾体抗炎药（NSAIDs）

NSAIDs是引起消化性溃疡的另一个常见病因。大量研究资料显示，服用NSAIDs患者发生消化性溃疡及其并发症的危险性显著高于普通人群。临床研究报道，在长期服用NSAIDs患者中，10%～25%可发现胃或十二指肠溃疡，有1%～4%的患者发生出血、穿孔等溃疡并发症。NSAIDs引起的溃疡以GU较DU多见。溃疡形成及其并发症发生的危险性除与服用NSAIDs种类、剂量、疗程有关外，尚与高龄、同时服用抗凝血药、糖皮质激素等因素有关。

NSAIDs通过削弱黏膜的防御和修复功能而导致消化性溃疡发病，损害作用包括局部作用和系统作用两个方面，系统作用是主要致溃疡机制，主要是通过抑制环加氧酶（COX）而起作用。COX是花生四烯酸合成前列腺素的关键限速酶，COX有两种异构体，即结构型COX-1和诱生型COX-2。COX-1在组织细胞中恒量表达，催化生理性前列腺素合成而参与机体生理功能调节；COX-2主要在病理情况下由炎症刺激诱导产生，促进炎症部位前列腺素的合成。传统的NSAIDs如阿司匹林、吲哚美辛等旨在抑制COX-2而减轻炎症反应，但特异性差，同时抑制了COX-1，导致胃肠黏膜生理性前列腺素E合成不足。后者通过增加黏液和碳酸氢盐分泌、促进黏膜血流增加、细胞保护等作用在维持黏膜防御和修复功能中起重要作用。

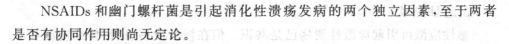

NSAIDs和幽门螺杆菌是引起消化性溃疡发病的两个独立因素，至于两者是否有协同作用则尚无定论。

（三）胃酸/胃蛋白酶

消化性溃疡的最终形成是由于胃酸/胃蛋白酶对黏膜自身消化所致。因胃蛋白酶活性是pH依赖性的，在pH＞4时便失去活性，因此，在探讨消化性溃疡发病机制和治疗措施时主要考虑胃酸。无酸情况下罕有溃疡发生及抑制胃酸分泌药物能促进溃疡愈合的事实均确证胃酸在溃疡形成过程中的决定性作用，是溃疡形成的直接原因。胃酸的这一损害作用一般只有在正常黏膜防御和修复功能遭受破坏时才能发生。

DU患者中约有1/3存在五肽胃泌素刺激的最大酸排量（MAO）增高，其余患者MAO多在正常高值，DU患者胃酸分泌增高的可能因素及其在DU发病中的间接及直接作用已如前述。GU患者基础酸排量（BAO）及MAO多属正常或偏低。对此，可能解释为GU患者多伴多灶萎缩性胃炎，因而胃体壁细胞泌酸功能已受影响，而DU患者多为慢性胃窦炎，胃体黏膜未受损或受损轻微因而仍能保持旺盛的泌酸能力。少见的特殊情况如胃泌素瘤患者，极度增加的胃酸分泌的攻击作用远远超过黏膜的防御作用，而成为溃疡形成的起始因素。近年来，非幽门螺杆菌、非NSAIDs（也非胃泌素瘤）相关的消化性溃疡报道有所增加，这类患者病因未明，是否与高酸分泌有关尚待研究。

（四）其他因素

下列因素与消化性溃疡发病有不同程度的关系。

1.吸烟

吸烟者消化性溃疡发生率比不吸烟者高，吸烟影响溃疡愈合和促进溃疡复发。吸烟影响溃疡形成和愈合的确切机制未明，可能与吸烟增加胃酸分泌、减少十二指肠及胰腺碳酸氢盐分泌、影响胃十二指肠协调运动、黏膜损害性氧自由基增加等因素有关。

2.遗传

遗传因素曾一度被认为是消化性溃疡发病的重要因素，但随着幽门螺杆菌在消化性溃疡发病中的重要作用得到认识，遗传因素的重要性受到挑战。例如，消化性溃疡的家族史可能是幽门螺杆菌感染的“家庭聚集”现象；O型血胃上皮细胞表面表达更多黏附受体而有利于幽门螺杆菌定植。因此，遗传因素的作用尚有待进一步研究。

3.急性应激

急性应激可引起应激性溃疡已是共识。但在慢性溃疡患者,情绪应激和心理障碍的致病作用却无定论。临床观察发现长期精神紧张、过劳,确实易使溃疡发作或加重,但这多在慢性溃疡已经存在时发生,因此情绪应激可能主要起诱因作用,可能通过神经内分泌途径影响胃十二指肠分泌、运动和黏膜血流的调节。

4.胃十二指肠运动异常

研究发现部分 DU 患者胃排空增快,这可使十二指肠球部酸负荷增大;部分 GU 患者有胃排空延迟,这可增加十二指肠液反流入胃,加重胃黏膜屏障损害。但目前认为,胃肠运动障碍不大可能是原发病因,但可加重幽门螺杆菌或 NSAIDs 对黏膜的损害。

概言之,消化性溃疡是一种多因素疾病,其中幽门螺杆菌感染和服用 NSAIDs 是已知的主要病因,溃疡发生是黏膜侵袭因素和防御因素失平衡的结果,胃酸在溃疡形成中起关键作用。

三、病理

DU 发生在球部,前壁比较常见;GU 多在胃角和胃窦小弯。组织学上,GU 大多发生在幽门腺区(胃窦)与泌酸腺区(胃体)交界处的幽门腺区一侧。幽门腺区黏膜可随年龄增长而扩大(假幽门腺化生和/或肠化生),使其与泌酸腺区之交界线上移,故老年患者 GU 的部位多较高。溃疡一般为单个,也可多个,呈圆形或椭圆形。DU 直径多<10 mm,GU 要比 DU 稍大。亦可见到直径>2 cm的巨大溃疡。溃疡边缘光整、底部洁净,由肉芽组织构成,上面覆盖有灰白色或灰黄色纤维渗出物。活动性溃疡周围黏膜常有炎症水肿。溃疡浅者累及黏膜肌层,深者达肌层甚至浆膜层,溃破血管时引起出血,穿破浆膜层时引起穿孔。溃疡愈合时周围黏膜炎症、水肿消退,边缘上皮细胞增生覆盖溃疡面,其下的肉芽组织纤维转化,变为瘢痕,瘢痕收缩使周围黏膜皱襞向其集中。

四、临床表现

上腹痛是消化性溃疡的主要症状,但部分患者可无症状或症状较轻以致不能引起注意,而以出血、穿孔等并发症为首发症状。典型的消化性溃疡有如下临床特点:①慢性过程,病史可达数年至数十年。②周期性发作,发作与自发缓解相交替,发作期可为数周或数月,缓解期亦长短不一,短者数周、长者数年;发作常有季节性,多在秋冬或冬春之交发病,可因精神情绪不良或过劳而诱发。③发作时上腹痛呈节律性,表现为空腹痛即餐后 2~4 小时和/或午夜痛,腹痛多为进食或服用抗酸药所缓解，典型节律性表现在DU多见。

(一)症状

上腹痛为主要症状，性质多为灼痛，亦可为钝痛、胀痛、剧痛或饥饿样不适感。多位于中上腹，可偏右或偏左。一般为轻至中度持续性痛。疼痛常有典型的节律性如上述。腹痛多在进食或服用抗酸药后缓解。

部分患者无上述典型表现的疼痛，而仅表现为无规律性的上腹隐痛或不适。具或不具典型疼痛者均可伴有反酸、嗳气、上腹胀等症状。

(二)体征

溃疡活动时上腹部可有局限性轻压痛，缓解期无明显体征。

五、特殊类型的消化性溃疡

(一)复合溃疡

复合溃疡指胃和十二指肠同时发生的溃疡。DU往往先于GU出现。幽门梗阻发生率较高。

(二)幽门管溃疡

幽门管位于胃远端，与十二指肠交界，长约2 cm。幽门管溃疡与DU相似，胃酸分泌一般较高。幽门管溃疡上腹痛的节律性不明显，对药物治疗反应较差，呕吐较多见，较易发生幽门梗阻、出血和穿孔等并发症。

(三)球后溃疡

DU大多发生在十二指肠球部，发生在球部远段十二指肠的溃疡称球后溃疡。多发生在十二指肠乳头的近端。具DU的临床特点，但午夜痛及背部放射痛多见，对药物治疗反应较差，较易并发出血。

(四)巨大溃疡

巨大溃疡指直径＞2 cm的溃疡。对药物治疗反应较差、愈合时间较慢，易发生慢性穿透或穿孔。胃的巨大溃疡注意与恶性溃疡相别。

(五)老年人消化性溃疡

近年来，老年人发生消化性溃疡的报道增多。临床表现多不典型，GU多位于胃体上部甚至胃底部，溃疡常较大，易误诊为胃癌。

(六)无症状性溃疡

约15％消化性溃疡患者可无症状，而以出血、穿孔等并发症为首发症状。

可见于任何年龄，以老年人较多见；NSAIDs 引起的溃疡近半数无症状。

六、实验室和其他检查

(一)胃镜检查

胃镜检查是确诊消化性溃疡首选的检查方法。胃镜检查不仅可对胃十二指肠黏膜直接观察、摄像，还可在直视下取活组织作病理学检查及幽门螺杆菌检测，因此胃镜检查对消化性溃疡的诊断及胃良、恶性溃疡鉴别诊断的准确性高于X线钡餐检查。例如，在溃疡较小或较浅时钡餐检查有可能漏诊；钡餐检查发现十二指肠球部畸形可有多种解释；活动性上消化道出血是钡餐检查的禁忌证；胃的良、恶性溃疡鉴别必须由活组织检查来确定。

内镜下消化性溃疡多呈圆形或椭圆形，也有呈线形，边缘光整，底部覆有灰黄色或灰白色渗出物，周围黏膜可有充血、水肿，可见皱襞向溃疡集中。内镜下溃疡可分为活动期(A)、愈合期(H)和瘢痕期(S)3 个病期，其中每个病期又可分为两个阶段。

(二)X 线钡餐检查

X线钡餐检查适用于对胃镜检查有禁忌或不愿接受胃镜检查者。溃疡的X线征象有直接和间接两种：龛影是直接征象，对溃疡有确诊价值；局部压痛、十二指肠球部激惹和球部畸形、胃大弯侧痉挛性切迹均为间接征象，仅提示可能有溃疡。

(三)幽门螺杆菌检测

幽门螺杆菌检测应列为消化性溃疡诊断的常规检查项目，因为有无幽门螺杆菌感染决定治疗方案的选择。检测方法分为侵入性和非侵入性两大类。前者需通过胃镜检查取胃黏膜活组织进行检测，主要包括快呋塞米素酶试验、组织学检查和幽门螺杆菌培养；后者主要有^{13}C或^{14}C尿素呼气试验、粪便幽门螺杆菌抗原检测及血清学检查(定性检测血清抗幽门螺杆菌 IgG 抗体)。

快呋塞米素酶试验是侵入性检查的首选方法，操作简便、费用低。组织学检查可直接观察幽门螺杆菌，与快呋塞米素酶试验结合，可提高诊断准确率。幽门螺杆菌培养技术要求高，主要用于科研。^{13}C或^{14}C尿素呼气试验检测幽门螺杆菌敏感性及特异性高而无须胃镜检查，可作为根除治疗后复查的首选方法。

应注意，近期应用抗生素、质子泵抑制剂、铋剂等药物，因有暂时抑制幽门螺杆菌作用，会使上述检查(血清学检查除外)呈假阴性。

(四)胃液分析和血清胃泌素测定

胃液分析和血清胃泌素测定，一般用在疑有胃泌素瘤时作鉴别诊断时。

七、诊断和鉴别诊断

慢性病程、周期性发作的节律性上腹疼痛，且上腹痛可为进食或抗酸药所缓解的临床表现是诊断消化性溃疡的重要临床线索。但应注意，一方面有典型溃疡样上腹痛症状者不一定是消化性溃疡，另一方面部分消化性溃疡患者症状可不典型甚至无症状。因此，单纯依靠病史难以作出可靠诊断。确诊有赖胃镜检查。X线钡餐检查发现龛影亦有确诊价值。

鉴别诊断本病主要临床表现为慢性上腹痛，当仅有病史和体检资料时，需与其他有上腹痛症状的疾病如肝、胆、胰、肠疾病和胃的其他疾病相鉴别。功能性消化不良临床常见且临床表现与消化性溃疡相似，应注意鉴别。如做胃镜检查，可确定有无胃十二指肠溃疡存在。

胃镜检查如见胃十二指肠溃疡，应注意与引起胃十二指肠溃疡的少见特殊病因或以溃疡为主要表现的胃十二指肠肿瘤鉴别。其中，与胃癌、胃泌素瘤的鉴别要点如下。

(一)胃癌

内镜或X线检查见到胃的溃疡，必须进行良性溃疡(胃溃疡)与恶性溃疡(胃癌)的鉴别。Ⅲ型(溃疡型)早期胃癌单凭内镜所见与良性溃疡鉴别有困难，放大内镜和染色内镜对鉴别有帮助，但最终必须依靠直视下取活组织检查鉴别。恶性溃疡的内镜特点：①溃疡形状不规则，一般较大；②底凹凸不平、苔污秽；③边缘呈结节状隆起；④周围皱襞中断；⑤胃壁僵硬、蠕动减弱(X线钡餐检查亦可见上述相应的X线征)。活组织检查可以确诊，但必须强调，对于怀疑胃癌而一次活检阴性者，必须在短期内复查胃镜进行再次活检；即使内镜下诊断为良性溃疡且活检阴性，仍有漏诊胃癌的可能，因此对初诊为胃溃疡者，必须在完成正规治疗的疗程后进行胃镜复查，胃镜复查溃疡缩小或愈合不是鉴别良、恶性溃疡的最终依据，必须重复活检加以证实。

(二)胃泌素瘤

胃泌素瘤亦称 Zollinger-Ellison 综合征，是胰腺非β细胞瘤分泌大量胃泌素所致。肿瘤往往很小(直径<1 cm)，生长缓慢，半数为恶性。大量胃泌素可刺激壁细胞增生，分泌大量胃酸，使上消化道经常处于高酸环境，导致胃十二指肠球

部和不典型部位(十二指肠降段、横段、甚或空肠近端)发生多发性溃疡。胃泌素瘤与普通消化性溃疡的鉴别要点是该病溃疡发生于不典型部位,具难治性特点,有过高胃酸分泌(BAO 和 MAO 均明显升高,且 BAO/MAO＞60%)及高空腹血清胃泌素(＞200 pg/mL,常＞500 pg/mL)。

八、治疗

治疗的目的是消除病因、缓解症状、愈合溃疡、防止复发和防治并发症。针对病因的治疗如根除幽门螺杆菌,有可能彻底治愈溃疡病,是近年消化性溃疡治疗的一大进展。

(一)一般治疗

生活要有规律,避免过度劳累和精神紧张。注意饮食规律,戒烟、酒。服用NSAIDs 者尽可能停用,即使未用亦要告诫患者今后慎用。

(二)治疗消化性溃疡的药物及其应用

治疗消化性溃疡的药物可分为抑制胃酸分泌的药物和保护胃黏膜的药物两大类,主要起缓解症状和促进溃疡愈合的作用,常与根除幽门螺杆菌治疗配合使用。现就这些药物的作用机制及临床应用分别简述如下。

1.抑制胃酸的药物

溃疡的愈合与抑酸治疗的强度和时间成正比。抗酸药具中和胃酸作用,可迅速缓解疼痛症状,但一般剂量难以促进溃疡愈合,故目前多作为加强止痛的辅助治疗。H_2 受体阻滞剂(H_2RA)可抑制基础及刺激的胃酸分泌,以前一作用为主,而后一作用不如 PPI 充分。使用推荐剂量各种 H_2RA 溃疡愈合率相近,不良反应发生率均低。西咪替丁可通过血-脑屏障,偶有精神异常不良反应;与雄激素受体结合而影响性功能;经肝细胞色素 P450 代谢而延长华法林、苯妥英钠、茶碱等药物的肝内代谢。雷尼替丁、法莫替丁和尼扎替丁上述不良反应较少。已证明 H_2RA 全天剂量于睡前顿服的疗效与 1 天 2 次分服相仿。由于该类药物价格较 PPI 便宜,临床上特别适用于根除幽门螺杆菌疗程完成后的后续治疗,及某些情况下预防溃疡复发的长程维持治疗。质子泵抑制剂(PPI)作用于壁细胞胃酸分泌终末步骤中的关键酶H^+/K^+-ATP酶,使其不可逆失活,因此抑酸作用比 H_2RA 更强且作用持久。与 H_2RA 相比,PPI 促进溃疡愈合的速度较快、溃疡愈合率较高,因此特别适用于难治性溃疡或 NSAIDs 溃疡患者不能停用NSAIDs 时的治疗。对根除幽门螺杆菌治疗,PPI 与抗生素的协同作用较 H_2RA 好,因此是根除幽门螺杆菌治疗方案中最常用的基础药物。使用推荐剂量的各

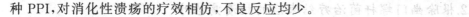

种 PPI,对消化性溃疡的疗效相仿,不良反应均少。

2.保护胃黏膜的药物

硫糖铝和胶体铋目前已少用作治疗消化性溃疡的一线药物。枸橼酸铋钾因兼有较强抑制幽门螺杆菌作用,可作为根除幽门螺杆菌联合治疗方案的组分,但要注意此药不能长期服用,因会过量蓄积而引起神经毒性。米索前列醇具有抑制胃酸分泌、增加胃十二指肠黏膜的黏液及碳酸氢盐分泌和增加黏膜血流等作用,主要用于 NSAIDs 溃疡的预防,腹泻是常见不良反应,因会引起子宫收缩,故孕妇忌服。

(三)根除幽门螺杆菌治疗

对幽门螺杆菌感染引起的消化性溃疡,根除幽门螺杆菌不但可促进溃疡愈合,而且还能预防溃疡复发,从而彻底治愈溃疡。因此,凡有幽门螺杆菌感染的消化性溃疡,无论初发或复发、活动或静止、有无并发症,均应予以根除幽门螺杆菌治疗。

1.根除幽门螺杆菌的治疗方案

已证明在体内具有杀灭幽门螺杆菌作用的抗生素有克拉霉素、阿莫西林、甲硝唑(或替硝唑)、四环素、呋喃唑酮、某些喹诺酮类如左氧氟沙星等。PPI 及胶体铋体内能抑制幽门螺杆菌,与上述抗生素有协同杀菌作用。目前尚无单一药物可有效根除幽门螺杆菌,因此必须联合用药。应选择幽门螺杆菌根除率高的治疗方案力求一次根除成功。研究证明以 PPI 或胶体铋为基础加上两种抗生素的三联治疗方案有较高根除率。这些方案中,以 PPI 为基础的方案所含 PPI 能通过抑制胃酸分泌提高口服抗生素的抗菌活性从而提高根除率,再者 PPI 本身具有快速缓解症状和促进溃疡愈合作用,因此是临床中最常用的方案。而其中,又以 PPI 加克拉霉素再加阿莫西林或甲硝唑的方案根除率最高。幽门螺杆菌根除失败的主要原因是患者的服药依从性问题和幽门螺杆菌对治疗方案中抗生素的耐药性。因此,在选择治疗方案时要了解所在地区的耐药情况,近年世界不少国家和我国一些地区幽门螺杆菌对甲硝唑和克拉霉素的耐药率在增加,应引起注意。呋喃唑酮(200 mg/d,分 2 次)耐药性少见、价廉,国内报道用呋喃唑酮代替克拉霉素或甲硝唑的三联疗法亦可取得较高的根除率,但要注意呋喃唑酮引起的周围神经炎和溶血性贫血等不良反应。治疗失败后再治疗比较困难,可换用另外两种抗生素(阿莫西林原发和继发耐药均极少见,可以不换)如 PPI 加左氧氟沙星(500 mg/d,每天 1 次)和阿莫西林,或采用 PPI 和胶体铋合用再加四环素(1 500 mg/d,每天 2 次)和甲硝唑的四联疗法。

2.根除幽门螺杆菌治疗结束后的抗溃疡治疗

在根除幽门螺杆菌疗程结束后，继续给予一个常规疗程的抗溃疡治疗（如DU患者予PPI常规剂量，每天1次，总疗程2～4周，或H_2RA常规剂量、疗程4～6周；GU患者PPI常规剂量、每天1次、总疗程4～6周，或H_2RA常规剂量、疗程6～8周）是最理想的。这在有并发症或溃疡面积大的患者尤为必要，但对无并发症且根除治疗结束时症状已得到完全缓解者，也可考虑停药以节省药物费用。

3.根除幽门螺杆菌治疗后复查

治疗后应常规复查幽门螺杆菌是否已被根除，复查应在根除幽门螺杆菌治疗结束至少4周后进行，且在检查前停用PPI或铋剂2周，否则会出现假阴性。可采用非侵入性的^{13}C或^{14}C尿素呼气试验，也可通过胃镜在检查溃疡是否愈合的同时取活检做尿素酶和/或组织学检查。对未排除胃恶性溃疡或有并发症的消化性溃疡应常规进行胃镜复查。

（四）NSAIDs溃疡的治疗、复发预防及初始预防

对服用NSAIDs后出现的溃疡，如情况允许应立即停用NSAIDs，如病情不允许可换用对黏膜损伤少的NSAIDs如特异性COX-2抑制剂（如塞来昔布）。对停用NSAIDs者，可予常规剂量常规疗程的H_2RA或PPI治疗；对不能停用NSAIDs者，应选用PPI治疗（H_2RA疗效差）。因幽门螺杆菌和NSAIDs是引起溃疡的两个独立因素，因此应同时检测幽门螺杆菌，如有幽门螺杆菌感染应同时根除幽门螺杆菌。溃疡愈合后，如不能停用NSAIDs，无论幽门螺杆菌阳性还是阴性都必须继续PPI或米索前列醇长程维持治疗以预防溃疡复发。对初始使用NSAIDs的患者是否应常规给药预防溃疡的发生仍有争论。已明确的是，对于发生NSAIDs溃疡并发症的高危患者，如既往有溃疡病史、高龄、同时应用抗凝血药（包括低剂量的阿司匹林）或糖皮质激素者，应常规予抗溃疡药物预防，目前认为PPI或米索前列醇预防效果较好。

（五）溃疡复发的预防

有效根除幽门螺杆菌及彻底停服NSAIDs，可消除消化性溃疡的两大常见病因，因而能大大减少溃疡复发。对溃疡复发同时伴有幽门螺杆菌感染复发（再感染或复燃）者，可予根除幽门螺杆菌再治疗。下列情况则需用长程维持治疗来预防溃疡复发：①不能停用NSAIDs的溃疡患者，无论幽门螺杆菌阳性还是阴性（如前述）；②幽门螺杆菌相关溃疡，幽门螺杆菌感染未能被根除；③幽门螺杆菌阴性的溃疡（非幽门螺杆菌、非 NSAIDs 溃疡）；④幽门螺杆菌相关溃疡，幽门螺杆菌虽已被根除，但曾有严重并发症的高龄或有严重伴随病患者。长程维持治疗一般以 H_2RA 或 PPI 常规剂量的半量维持，而 NSAIDs 溃疡复发的预防多用 PPI 或米索前列醇，已如前述。

（六）外科手术指征

由于内科治疗的进展，目前外科手术主要限于少数有并发症者，包括：①大量出血经内科治疗无效；②急性穿孔；③瘢痕性幽门梗阻；④胃溃疡癌变；⑤严格内科治疗无效的顽固性溃疡。

第五章 内分泌科疾病

第一节　甲状腺功能亢进症

甲状腺功能亢进症(简称甲亢)是指由多种原因引起的甲状腺激素增多,作用于全身的组织器官,造成机体的神经、循环、消化等系统兴奋性增高和代谢亢进为主要表现的疾病的总称,是内分泌系统的常见疾病。本节重点讨论临床上最常见的毒性弥漫性甲状腺肿伴甲亢,又称 Graves 病。这是一种与遗传、精神因素和自身免疫均有关系的疾病。一般认为本病患者体内存在有甲状腺刺激抗体(TSAb),作用于甲状腺细胞的促甲状腺激素受体,使甲状腺对血中碘的摄取明显增多,产生过多的甲状腺激素,并不断向血液中释放而发病。临床上主要表现为代谢增高和多系统功能的兴奋性增高,多数患者常以甲状腺肿大为特征,不少 Graves 病患者伴有不同程度的突眼和胫前黏液性水肿。

本病女性多见,男女之比为 1∶4～1∶6。各年龄组均可发病,但以 20～40 岁者最为多见。女性人群的患病率为 2%,且每年发生率高达 2‰～3‰。

本病起病缓慢,精神刺激如恐惧、悲伤、盛怒等均为重要诱因。典型病例高代谢症群、高神经兴奋、甲状腺肿和眼病等方面的表现均较明显;病情较轻者易与神经官能症相混淆。有的患者常以某些特殊症状如突眼、恶病质或肌病等为主要表现。老年和儿童患者的表现常不典型。近年来,由于诊断水平的不断提高,轻症和不典型患者也可及早发现。除此种类型外,尚有毒性结节性甲状腺肿、功能自主性甲状腺腺瘤、甲状腺炎,以及碘剂等亦可引起甲亢。

甲状腺功能亢进症属于中医学的“气瘿”“心悸”“郁证”“虚劳”等范畴。

一、病因病机

(一)中医

甲状腺功能亢进症临床以怕热或面部烘热、自汗、心悸不宁、烦躁易怒、乏力消瘦、舌指震颤、甲状腺肿大等为主要表现。本病的发生主要与情志和体质、饮食及水土等因素有关。

1.情志内伤

长期情志抑郁或紧张,或突遭剧烈的精神创伤,致肝气郁结,失于疏泄,气机郁滞,津液输布失常,凝而化为痰浊;或气郁日久而化火,热盛阴伤,炼液为痰;或肝旺乘脾,脾失健运,聚湿成痰。痰气交阻,随肝气上逆,搏结颈前而成瘿气;邪聚于目,上犯肝窍则成突眼;肝郁化火则急躁易怒,面热目赤,口苦而干;胃火炽盛则多食善饥;肝气犯脾,脾失健运则便溏,消瘦,倦怠乏力;火热伤阴,心阴不足,心神不宁则心悸怔忡,心烦不寐,自汗;久病及肾,水不涵木,可致阳亢风动,见手抖舌颤;津液耗伤,精气内亏,故而消瘦乏力。正如《诸病源候论》曰:"瘿者,由忧恚气结所生。"宋代陈言在《三因极一病证方论·瘿瘤证治》中谓之:"此乃因喜怒忧思有所郁而成也""随忧愁消长"。

2.体质因素

素体阴虚,肝肾不足,或先天禀赋不足,加之后天调摄不当,致肝肾阴虚,虚火妄动,煎熬津液而成痰,凝聚颈部成瘿气。若不慎外感,六淫邪毒经口鼻或皮毛侵入机体,内伤脏腑,生痰致瘀,结聚颈前,也可导致本病。尚有重感外邪或突受惊恐、恼怒等,致病情急剧恶化。此时,肝阳暴涨于上,阴液亏竭于下,往往出现阴竭阳脱、风动痉厥的危候。

3.饮食因素及水土失宜

长期饮食失调,或久居在高山地区,水土失宜,首先影响脾胃的功能,使脾失健运,不能运化水液,水液内停转化为水湿之邪,停聚体内,日久壅结成痰而聚于颈旁;痰湿日久,郁而化热,热灼津液,而致阴液耗损,虚火妄动,出现低热、烦躁、汗出等症;再者影响气血的正常运行,而致气滞、痰凝、血瘀壅结在颈前则发为瘿病。现多认为与环境中如土壤、水源、食物中缺乏碘元素有关。尤其是在生长发育及妊娠、哺乳时不能满足人体的需要所致。金人张子和其《儒门事亲》有云:"颈如险而瘿,水土之使然也";明代医家江瓘的《名医类案》述:"汝州人多病颈瘿,其地饶风沙,沙入井中,饮其水则生瘿";清代名医沈金鳌也在《杂病源流犀烛》中提及:"然西北方依山聚涧之民,食溪谷之水,受冷毒之气,其间妇女,往往生结囊如瘿。"均说明本病的发生与饮食习惯及所处环境的水土条件密切相关。

总之，本病初起多实，其主要病理因素为气滞、肝火、痰凝和血瘀，而以气郁为先；久病多虚或虚实夹杂，虚者以阴虚为主。其病位在颈前，与肝、肾、心、脾（胃）关系密切。

（二）西医

1.自身免疫

西医学已肯定本病为一自身免疫性疾病，但其发病机制尚未完全阐明。其特征之一是在血清中存在有可与甲状腺组织起反应或刺激作用的自身抗体，统称为 TSH 受体抗体（TRAb），其对应的抗原为 TSH 受体或邻近甲状腺胞浆膜的部分。当抗体与甲状腺细胞结合时，TSH 受体被激活，以致甲状腺的功能受到刺激，引起甲亢和甲状腺肿，其作用与 TSH 作用酷似。现认为自身抗体的产生主要与基因缺陷相关的抑制性 T 淋巴细胞（Ts）功能降低有关。Ts 功能缺陷导致辅助 T 细胞不适当致敏，并在白介素-1 和白介素-2 的参与下使 B 细胞产生抗自身甲状腺抗体。此外，本病中针对甲状腺组织的白细胞移动抑制试验呈阳性反应，甲状腺和球后组织均有明显的淋巴细胞浸润，说明还有细胞介导免疫参与。

抗甲状腺抗体主要由甲状腺内淋巴细胞产生，淋巴结和骨髓中亦可产生少量，除 TRAb 外，尚有抗甲状腺过氧化物酶抗体（TPOAb），抗甲状腺微粒体抗体（TMAb）和抗甲状腺球蛋白抗体（TGAb）。未治疗的 Graves 病血中抗甲状腺抗体出现率比正常人高（正常人为 2%）。

本病发生有明显的家族聚集现象，同卵双生儿患甲亢的一致性高达 50%。本病近亲中约 15%有各种不同类型的自身免疫性甲状腺病，主要是指 Graves 病、慢性淋巴细胞性甲状腺炎（桥本病）和原发性自身免疫性甲状腺功能减退症。此外，本病发生还与某些组织相容性复合体（MHC）有关，在不同种族结果不同，白人 HLA-B8、HLA-BW3、HLA-DR3 与本病易感性有关，华人则与 HLA-BW46、HLA-B5、HLA-DR1 有关，日本人为 HLA-B35，黑人为 HLA-B17。

2.精神因素

如精神创伤、盛怒为重要的诱发因素，可导致 Ts 细胞群的失代偿，也可促进细胞毒性的产生。

3.环境因素

不论过去有否缺碘历史，碘摄入过量均可使甲状腺组织淋巴细胞浸润，甚至形成淋巴滤泡，导致甲状腺自身抗体产生并诱发甲状腺功能亢进，高碘地区

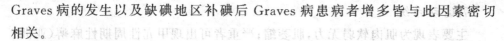

Graves 病的发生以及缺碘地区补碘后 Graves 病患病者增多皆与此因素密切相关。

4.感染因素

耶尔森细菌肠道感染患者常有甲状腺抗原，而 Graves 患者可有抗耶尔森抗体，而且 TRAb 可阻断放射标记的 TSH 与耶尔森菌菌体蛋白结合，说明两者有一定关系；但患耶尔森菌感染且 TRAb 阳性者未必发生 Graves 病，也未见到其感染后本病流行，两者之间的具体关系目前尚不清楚。

5.碘过量

碘是人体必需的微量元素，是合成甲状腺激素的主要原料，对甲状腺激素的合成和释放起着重要的调节作用。但碘摄入量增加可导致自身免疫性甲状腺病（AITD）和碘甲亢，并诱发具有遗传倾向人群的 AITD 由隐性转为显性。随着普通食盐碘化（USI）的开展和碘摄入量增加，碘过量的不良反应正在引起国内外学者的关注。碘摄入浓度＞840 μg/d 时，会对大部分甲状腺滤泡上皮细胞产生抑制和破坏，使血清 TT_4 值明显增高。因此，碘过量会诱发某些群体发生甲亢。

二、临床表现

（一）症状

1.高代谢征群

常见症状有乏力、怕热、多汗、皮肤温暖湿润等。不少患者伴有低热，常在 38 ℃左右；发生甲亢危象时可出现高热。

2.神经系统

有兴奋、紧张、易激动、多语好动、失眠、思想不集中、焦虑烦躁、多猜疑等症状；有时出现幻觉，甚至亚躁狂症，但也有寡言抑郁者。

3.心血管系统

常见症状有心悸、气促；重者可见心律失常、水肿等表现。

4.甲状腺肿大

颈前肿物，严重时吞咽有哽噎感。

5.消化系统

多食易饥，但体重明显下降。少数年老患者可因厌食致消瘦更加明显，甚至出现恶病质状态。由于肠蠕动增加，可出现大便次数增加或顽固性腹泻，大便不成形，含有较多不消化食物。

6.眼部症状

眼睑浮肿、眼球突出、视物模糊、畏光流泪、眼部异物感等。

7.运动系统

主要表现为肌肉软弱无力，肌萎缩；严重者可出现甲亢性周期性麻痹（亚洲、青壮年男性多见）和近端肌肉进行性无力、萎缩，后者称为甲亢性肌病，以肩胛带和骨盆带肌群受累为主。Graves 病有 1%伴发重症肌无力。

8.淡漠型甲亢

少数老年患者高代谢的症状不典型，相反表现为乏力、心悸、厌食、抑郁、嗜睡、体重明显减少。

9.生殖系统

本病早期女性患者月经减少，周期延长，甚至出现闭经。男性常出现阳痿，偶尔可出现男性乳房增生。

(二)体征

1.甲状腺肿

一般呈不同程度的弥漫性对称性肿大，质软（病史较久或食用含碘食物较多者可坚韧），随吞咽上下移动，无压痛。也可两叶不对称或分叶状肿大。由于甲状腺的血管扩张、血流量增多，甲状腺肿大伴有局部杂音和震颤，对 Graves 病的诊断有重要意义。有些患者的甲状腺呈单个或多发的结节性肿大（结节性甲状腺肿伴甲亢可触及多发结节；甲状腺自主性高功能腺瘤可扪及孤立结节），质地可以是中等硬度，也可以坚硬不平。

2.甲状腺肿大的分度

(1)正常：在望诊和触诊时甲状腺均不大。

(2)丰满：颈部保持正常位置时，望诊甲状腺不大，但可清楚触及。

(3)Ⅰ度肿大：颈部在正常位置时，望诊甲状腺不大，但触诊可以摸到甲状腺。

(4)Ⅱ度肿大：颈部保持正常位置时，可以看到肿大的甲状腺，触诊可以摸到其肿大的轮廓，边缘不超过胸锁乳突肌后缘。

(5)Ⅲ度肿大：望诊和触诊均可以看到明显肿大的甲状腺，其范围超过胸锁乳突肌后缘。

3.心血管系统

窦性心动过速，一般每分钟 100～120 次，静息或睡眠时心率仍快，为本病的特征之一。心律不齐以早搏最为常见，阵发性或持续性心房颤动和扑动以及房室传导阻滞等心律不齐也可发生。心音增强，第一心音亢进，常闻及收缩期杂音，心尖部偶可闻及舒张期杂音。严重者可出现心脏肥大、扩张和充血性心力衰竭。收缩期动脉血压增高，舒张压稍低或正常，脉压差增大。

4.眼征

(1)单纯性突眼：又称良性突眼，占本病的大多数，一般呈双侧对称性，有时为单侧。病因为血中甲状腺激素浓度过高，交感神经兴奋，使上睑提肌挛缩所致。有以下六种。①轻度突眼：眼球向前突出，突眼度一般不超过 18 mm(正常不超过 16 mm)。②Stellwag 征：瞬目减少，炯炯发亮。③Dalrymple 征：眼睑裂隙增宽。④Mobius 征：双眼球向内侧聚合欠佳或不能。⑤Von Graefe 征：双眼球向下注视时，上眼睑不能随眼球向下移动，角膜上方露出白色巩膜。⑥Joffroy 征：眼向上看时，前额皮肤不能皱起。

(2)浸润性突眼：又称内分泌性突眼、眼肌麻痹性突眼或恶性突眼，近年来称为 Graves 眶病(Graves' orbitopathy，GO)。少见，病情较严重，可见于甲亢不明显或无高代谢征的患者中，常与甲亢同时发生，但也可出现在甲亢发生之前或甲亢缓解之后。主要由眼外肌和球后组织肿胀，体积增加，眼压增高，淋巴细胞浸润和水肿所致。其临床表现为：①眼球突出度超过 18 mm，重者可达 30 mm，左右可不对称，相差大于 2 mm，也可仅为一侧眼球突出，眼球突度与甲亢程度无平行关系；②畏光，流泪，视力减退，眼部胀痛或刺痛，或有异物感；③当眼肌受损时，眼球活动受限甚至固定，视野缩小及复视；④眼睑肥厚或浮肿，结膜充血水肿，严重者球结膜膨出。当闭目不全时，可发生暴露性角膜炎，角膜溃疡，穿孔，或全眼球炎，视神经损害及失明等。

5.神经系统

舌、手有细颤，腱反射活跃，反射时间缩短。

6.皮肤和骨骼系统

胫前皮肤变粗增厚，呈黯紫色，渐为结节状叠起，或为树皮状，有色素沉着。罕见杵状指(趾)，指骨和四肢长骨远端的骨膜下新骨形成，以及受累骨的表面软组织肿胀。

(三)常见并发症

甲亢常见并发症有甲亢危象、甲亢性心脏病、内分泌浸润性突眼症、甲亢性肌病等。

三、实验室和其他辅助检查

(一)血清甲状腺激素

甲亢时，血清甲状腺激素水平均明显增高。血清游离 T_4(FT_4)和游离 T_3

(FT_3)水平不受甲状腺激素结合球蛋白(TBG)的影响,较总 T_4(TT_4)、总 T_3(TT_3)测定能更准确地反映甲状腺的功能状态。但是在不存在 TBG 影响因素情况下,仍然推荐测定 TT_3、TT_4。因为 TT_3、TT_4 指标稳定,可重复性好。临床有影响 TBG 的因素,如妊娠、服用雌激素、肝病、肾病、低蛋白血症、使用糖皮质激素等存在时,应测定 FT_3、FT_4。

(二)血清促甲状腺激素测定

一般甲亢患者促甲状腺激素(TSH)<0.1 mIU/L,但垂体性甲亢 TSH 不降低或升高。血清 TSH 测定技术经过改进已经进入第四代。目前国内普遍采用的第二代方法(以免疫放射法 IRMA 为代表,灵敏度达 0.1~0.2 mIU/L)和第三代方法(以免疫化学发光法 ICMA 为代表,灵敏度为 0.01~0.02 mIU/L),称为敏感 TSH(sensitive TSH,sTSH)。sTSH 是国际上公认的诊断甲亢的首选指标,可作为单一指标进行甲亢筛查。

(三)摄取 ^{131}I 功能试验(摄碘率)

甲状腺功能亢进时,^{131}I 摄取率增高,且高峰前移;破坏性甲状腺毒症时(如亚急性甲状腺炎)则降低。但目前已不作为甲亢诊断的常规方法。

(四)三碘甲腺原氨酸抑制试验

三碘甲腺原氨酸抑制试验(T_3 抑制试验)主要用于甲亢与单纯性甲状腺肿鉴别。口服甲状腺素片或 T_3 后,甲状腺摄 ^{131}I 率下降>50%,提示为单纯性甲状腺肿,反之则提示甲亢。但目前已基本少用而被摒弃。

(五)促甲状腺激素释放激素兴奋试验

正常人给予促甲状腺激素释放激素(TRH)静注后,可使垂体 TSH 分泌增加。甲亢时,血中 T_3、T_4 增高,反馈抑制 TSH,故注射 TRH 后,TSH 不受兴奋,即缺乏反应。甲状腺功能正常的眼型 Graves 病、垂体前叶疾病(包括继发性甲减)也无反应或反应低下。本试验不良反应少,对冠心病、高血压及甲亢性心脏病患者均可采用,比 T_3 抑制试验更为安全。可作为可疑甲亢诊断、鉴别诊断及甲亢预后估计的指标之一。

(六)甲状腺刺激性抗体、甲状腺球蛋白抗体及抗甲状腺过氧化物酶抗体等测定

Graves 患者血中甲状腺刺激性抗体(如 TRAb)阳性检出率高达 80%~95%,对本病诊断、鉴别诊断、疗效评价及预后估计均有重要意义。另外,甲状腺球蛋白抗体(TGAb)、抗甲状腺过氧化物酶抗体(TPOAb)可轻度增高;若明显升高，特别是＞50％以上时，应考虑桥本甲亢存在的可能性。此外，TSAb 是 Graves 病的致病性抗体，该抗体阳性说明甲亢病因是 Graves 病，并且 TSAb 可以通过胎盘导致新生儿甲亢，所以对新生儿甲亢有预测作用，但是因为 TSAb 测定条件复杂，尚未能在临床上广泛使用。

(七)甲状腺放射性核素显像

甲状腺放射性核素显像用以了解甲状腺形态、大小及有无结节。对判断弥漫性甲状腺肿伴甲亢、多结节性甲状腺肿并甲亢、功能自主性甲状腺腺瘤及亚急性甲状腺炎、甲状腺包块或结节性质均有价值。

(八)心电图

心脏是甲状腺激素作用的主要靶器官之一，甲亢时可引起窦性心动过速、房颤、房性期前收缩、P 波增高等心电图改变，对甲亢的诊断具有一定的参考价值。

四、诊断要点

Graves 病的诊断标准如下：①临床甲亢症状和体征；②甲状腺弥漫性肿大(触诊和 B 超证实)，少数病例可以无甲状腺肿大；③血清 TSH 水平降低，甲状腺激素水平升高；④眼球突出或其他浸润性眼征；⑤胫前黏液性水肿；⑥TRAb 或 TSAb 阳性；以上标准中，①②③项为诊断必备条件，④⑤⑥项为诊断辅助条件。

五、鉴别诊断

(一)毒性甲状腺腺瘤或毒性多结节性甲状腺肿伴甲亢

毒性甲状腺腺瘤或毒性多结节性甲状腺肿伴甲亢除临床有甲亢表现外，触诊甲状腺有单结节或多结节。甲状腺核素静态显像有显著特征，有功能的结节呈“热”结节，周围和对侧甲状腺组织功能受抑制或者不显像。

(二)碘甲亢

碘甲亢有含碘药物(如胺碘酮)、含碘造影剂或食物(如碘盐)及其他含碘丰富的食品(如海带、紫菜)等摄入过多史，甲状腺摄取^{131}I 率降低，血清 T_4 升高，rT_3 明显升高。

(三)亚急性甲状腺炎

亚急性甲状腺炎所致暂时性甲亢，常伴有发热，颈部疼痛，为自限性，早期血中 TT_3、TT_4 水平升高，^{131}I 摄取率明显降低，即血清甲状腺激素升高与^{131}I 摄取率减低的分离现象。

(四)安静型甲状腺炎

安静型甲状腺炎是自身免疫性甲状腺炎的一个亚型,大部分患者要经历一个由甲状腺毒症至甲减的过程,然后甲状腺功能恢复正常,甲状腺肿大不伴疼痛。

(五)甲状腺激素外源性补充过多诱导的甲亢

如果怀疑服用过多甲状腺激素引起的甲状腺毒症时,常有过多使用甲状腺激素的病史,并可通过测定血中甲状腺球蛋白(TG)进一步鉴别,外源甲状腺激素引起的甲状腺毒症 TG 水平很低或测不出,而甲状腺炎时 Tg 水平明显升高。

(六)桥本甲亢

少数 Graves 病甲亢可以和桥本甲状腺炎并存,称为桥本甲亢,有典型甲亢的临床表现和实验室检查结果,血清 TGAb 和 TPOAb 高滴度。甲状腺穿刺活检可见两种病变同时存在。当甲状腺刺激抗体(TSAb)占优势时表现为 Graves 病;当 TPOAb 占优势时表现为桥本甲状腺炎和(或)甲减。

(七)桥本假性甲亢

少数桥本甲状腺炎患者在早期因炎症破坏滤泡、甲状腺激素漏出而引起一过性甲状腺毒症,可称为桥本假性甲亢或桥本一过性甲状腺毒症。此类患者虽临床有甲状腺毒症症状,TT_4、TT_3 升高,但 ^{131}I 摄取率降低,甲状腺毒症症状通常在短期内消失,甲状腺穿刺活检呈典型桥本甲状腺炎改变。

(八)单纯性甲状腺肿

本症无甲亢症状,甲状腺摄 ^{131}I 率可增高,但无高峰前移,T_3 抑制试验可被抑制,T_3 正常或 T^3 偏高(代偿性),TSH 正常或偏高,TRH 兴奋试验呈正常反应。

(九)神经官能症

常表现为心悸、脉速、失眠、焦虑、不安等,有时可与甲亢混淆,但神经官能症甲状腺功能检查正常。

(十)嗜铬细胞瘤

本症高代谢症状可比较明显,但无眼征及甲状腺肿,甲状腺功能试验正常。

(十一)其他

有消瘦、低热、腹泻、心律失常者,应与结核、风湿热、恶性肿瘤、慢性结肠炎、心肌炎、冠心病等相鉴别。

六、治疗

甲亢的治疗应在辨证的基础上分阶段采用中西医结合治疗为目前较理想的治疗方案。早期多以实证为主，治当以“实则泻之”为原则，采用疏肝解郁、清泄肝胃火热、化痰祛瘀等法。晚期则多为虚证或虚实夹杂，治当以“虚则补之”“攻补兼施”为原则，以益气养阴、滋阴潜阳为法，并注意调整阴阳气血；同时结合西药如他巴唑或丙硫氧嘧啶抑制甲状腺激素的合成等相应治疗，既能快速改善症状、控制病情，也有利于防治甲亢复发，甚至达到根治的目的。

（一）辨证治疗

1.甲亢本病的治疗

（1）肝郁气滞。

证候特点：颈前或有结块，质软，精神紧张，情绪不稳或易激动，或情绪低落，胸闷不舒，喜叹息，失眠，或低热，皮肤湿润，舌质红，苔薄白或薄黄，脉弦。

治法：疏肝解郁。

推荐方剂：逍遥散、柴胡疏肝散、四逆散、小柴胡汤。

基本处方：柴胡 12 g，薄荷 6 g（后下），白术、白芍、茯苓、当归各 10 g，陈皮 6 g，枳壳 12 g，青皮 6 g，甘草 5 g。每天 1 剂，水煎服。

加减法：若见口干口苦，烦躁易怒等肝郁化火征象者，加牡丹皮 10 g、栀子 10 g、龙胆草 6 g 以清热凉血；失眠多梦，加酸枣仁 10g、柏子仁 10g 养心安神；若妇女乳胀胁痛，加丹参 10 g、郁金 10 g、延胡索 10 g 活血止痛；若甲状腺肿大者，加玄参 10 g、浙贝母 10g 软坚散结；若甲状腺肿大，伴胸闷不舒等气滞痰凝者，则当开郁化痰、软坚散结，加郁金 12 g、瓜蒌皮 15 g 等；汗多，则加浮小麦 30 g、山茱萸 10 g 敛阴止汗；耳鸣者，加磁石 20 g、石菖蒲 10 g、远志 5 g 镇肝息风。

（2）肝胃火盛。

证候特点：颈前肿块质软或硬，急躁易怒，面热目赤，多食善饥，怕热多汗，口干口苦，小便黄，大便秘结，舌质红，苔黄，脉弦数。

治法：清肝泄热。

推荐方剂：栀子清肝汤合玉女煎或龙胆泻肝汤合泻心汤化裁，或丹栀逍遥散加减。

基本处方：①栀子 15 g，川芎 6 g，淡竹叶、当归各 10 g，柴胡、白芍、牡丹皮、知母、麦门冬、怀牛膝、生地黄各 12 g，生石膏 30 g（先煎）；②牡丹皮、栀子、夏枯草、黄芩、柴胡、当归、白芍、白术、薄荷各 15 g，地骨皮 20 g。每天 1 剂，水煎服。

加减法：胸闷便秘者，加全瓜蒌 12 g、大黄 8 g（后下）清热化痰泄浊；甲状腺肿大者，加玄参 12 g、浙贝母 15 g、煅牡蛎 30 g 软坚散结；肝火亢盛，加夏枯草 12 g、龙胆草 12 g 清肝泻火；肝阳化风，手指颤抖者，加石决明 30 g、钩藤 18 g、刺蒺藜 12 g 平肝息风。

(3)肝郁脾虚。

证候特点：甲状腺肿大，急躁易怒，或胸闷不舒，喜叹息，腹胀纳呆，便溏，神疲乏力，或气短汗出，舌淡红，苔白，脉弦细滑。

治法：疏肝健脾，化痰散结。

推荐方剂：四君子汤合四七汤化裁。

基本处方：党参、白术、浙贝母、夏枯草各 15 g，茯苓、法半夏、皂角刺、厚朴各 12 g，柴胡、赤芍、当归各 10 g，炙甘草 9 g。每天 1 剂，水煎服。

加减法：胸胁闷胀甚，喜叹息者，加郁金、青皮、瓜蒌皮各 12 g 以行气解郁化痰；瘿肿柔软者，加青皮、玫瑰花各 6 g 行气散结；瘿肿较硬者，加山慈菇、玄参各 10 g 软坚散结。

(4)阴虚火旺，痰瘀互结。

证候特点：甲状腺肿大，质硬，形体消瘦，目干睛突，面部烘热，口干不欲饮，烦躁易怒，消谷善饥，心悸耳鸣，畏热多汗，手指震颤，舌黯红少苔，脉沉弦细数。

治法：滋阴降火，化痰散结。

推荐方剂：知柏地黄丸合消瘰丸加减。

基本处方：知母、黄柏、山茱萸、夏枯草各 10 g，生地黄、怀山药、旱莲草、牡蛎（先煎）各 30 g，黄药子 5 g，浙贝母 12 g，茯苓 24 g，玄参 15 g。每天 1 剂，水煎服。

加减法：心火盛者加黄连 10 g 泻心火；大便溏薄、下肢浮肿者加薏苡仁 30 g 健脾利水；胃火盛者加生石膏 30 g 清胃热；气短乏力者加黄芪 30 g、白术 10 g、太子参 30 g 益气健脾；阴虚火旺明显者加牡丹皮 10 g、地骨皮 30 g 清虚热；大便干结者加大黄（后下）10 g。

(5)阳亢风动。

证候特点：颈前肿大，目突如脱，心悸而烦，怕热多汗，性急易怒，口干不欲饮，消谷善饥，形体消瘦，头晕目眩，舌指颤动，舌质干红，苔少，脉弦细数而有力。

治法：育阴潜阳，豁痰息风。

推荐方剂：平肝育阴汤加减。

基本处方：生地黄、玄参、夏枯草各15 g，麦门冬、黄药子、浙贝母、牡丹皮、白芍、郁金各10 g，生龙骨、生牡蛎、珍珠母（先煎）30 g，知母、酸枣仁、茯神各12 g。每天1剂，水煎服。

加减法：头晕目眩、面红目赤、手指震颤甚者，加龟甲20 g、代赭石30 g、钩藤（后下）15 g以滋阴潜阳；消谷善饥、口干喜饮，加玉竹10 g、石斛12 g、生石膏30 g清胃养阴；心悸耳鸣，畏热多汗，加女贞子10 g、枸杞子10 g、浮小麦20 g、柏子仁12 g滋肾宁心止汗；眼突明显者，加丹参15 g、赤芍15 g、蜈蚣2条以活血化瘀。

（6）气阴两虚。

证候特点：甲状腺肿大，质地偏韧，形体消瘦，神疲乏力，心悸气短，口干咽燥，五心烦热，舌质淡红，边有齿印，苔薄白，脉细弱，或舌红少苔，脉细数。

治法：益气养阴，软坚散结。

推荐方剂：生脉饮合一贯煎化裁。

基本处方：党参、枸杞子、浙贝母各15 g，麦门冬、沙参、生地黄、玄参各12 g，黄芪、夏枯草各20 g，煅牡蛎（先煎）30 g。每天1剂，水煎服。

加减法：咽喉不适者加桔梗15 g、牛蒡子10 g利咽消肿；失眠、多梦，加酸枣仁12 g、柏子仁12 g养心安神；手指及舌体颤动者，加钩藤20 g、刺蒺藜15 g平肝息风；气虚甚者加大黄芪用量30～50 g。

（7）肝肾亏损，痰瘀交阻。

证候特点：甲状腺肿大，眼球突出，头晕耳鸣，腰膝酸软，咽干颧红，手指颤抖，舌质红，有瘀斑，苔薄黄而润，脉弦细滑。

治法：滋补肝肾，化痰祛瘀。

推荐方剂：二至丸合消瘰丸化裁。

基本处方：女贞子、旱莲草、枸杞子、黄精各10 g，生首乌、玄参、赤芍药、丹皮各12 g，丹参、郁金、法半夏各15 g。每天1剂，水煎服。

加减法：肿块较硬或有结节者，加黄药子5 g、三棱10 g、莪术10 g增加活血软坚之功；胸闷不舒加香附9 g理气开郁。

（8）心肝阴虚。

证候特点：甲状腺轻至中度肿大，质地柔软，心悸汗出，心烦少寐，手指颤抖，眼干目眩，倦怠乏力，形体消瘦，舌质红，少苔，脉弦细数。

治法：滋阴益精、宁心柔肝。

推荐方剂：天王补心丹加减。

基本处方：人参 5 g，麦门冬、枸杞子、天门冬各 12 g，生地黄 24 g，茯苓、白芍各 30 g，五味子 9 g，玄参、当归、钩藤（后下）各 15 g，川楝子 10 g。每天 1 剂，水煎服。

加减法：心烦少寐甚，加酸枣仁 15 g、柏子仁 15 g、远志 12 g 宁心安神；大便稀薄，便次增加者，加怀山药 15 g、白术 12 g、薏苡仁 30 g 健脾祛湿；腰膝酸软者，加龟甲 15 g、桑寄生 20 g、怀牛膝 15 g 补肾强筋骨；气血两虚者，加黄芪 30 g、阿胶 10 g 补益气血。

2.甲亢并发症的治疗

(1)甲亢突眼的治疗。

1)肝热湿阻。

证候特点：目突睛红，畏光，头晕，急躁，怕热，汗多，口干口苦，尿黄，舌质红，苔黄浊，脉弦数。

治法：平肝清热，消肿散结。

推荐方剂：龙胆泻肝汤加减。

基本处方：龙胆草 12 g，栀子 12 g，黄芩 15 g，生地黄 18 g，野菊花 15 g，浙贝母 15 g，三棱 12 g，莪术 12 g，黄药子 12 g，川楝子 9 g，茵陈蒿 15 g，甘草 10 g，白芍 15 g。每天 1 剂，水煎服。

加减法：头晕甚者加钩藤 15 g，助龙胆草、栀子清泻肝火；目赤日久加归尾 9 g、石决明 30 g、生牡蛎（先煎）30 g 以平肝潜阳、祛瘀散结。

2)肝肾阴虚。

证候特点：目突且涩，复视，畏光，咽干，耳鸣，多寐，口干，舌质红，苔少或薄黄而干或剥苔，脉细弦或虚弦。

治法：柔肝补肾、滋阴泄热。

推荐方剂：养阴益肝汤。

基本处方：钩藤 15 g，丹皮 12 g，白芍 15 g，女贞子 15 g，生地黄 15 g，谷精草 12 g，麦门冬 15 g，玄参 15 g，枸杞子 12 g，山茱萸 12 g，黄药子 12 g，浙贝母 15 g，生牡蛎 30 g（先煎）。每天 1 剂，水煎服。

加减法：目突甚者，加青葙子 15 g、叶下珠 30 g 以清肝泄热明目。

(2)甲亢性心脏病的治疗。

1)气阴两虚，心火亢盛。

证候特点：心中悸动不宁，烦躁易怒，手足心热，多食易饥，消瘦乏力，少寐多梦,舌红少苔,脉细数或结、代。

治法:益气养阴、泻火安神。

推荐方剂:生脉散合三黄泻心汤或炙甘草汤。

基本处方:西洋参 10 g(另炖),麦冬 15 g,五味子 12 g,生地黄 30 g,黄连 12 g,知母 12 g,黄柏 12 g,山栀 12 g,丹参 15 g,毛冬青 30 g,黄药子 12 g,甘草 10 g。每天 1 剂,水煎服。

加减法:口干舌燥,加天门冬 15 g、天花粉 30 g 养阴增液;心悸不眠,加桃仁 12 g、酸枣仁12 g、龙骨 30 g、牡蛎 30 g 养心安神;气虚多汗,加黄芪 30 g、浮小麦 30 g、糯稻根15 g、麻黄根15 g益气敛汗。

2)肝肾阴虚,痰热扰心。

证候特点:心悸失眠,烦躁多怒,面红肢颤,口苦目赤,腰膝酸软,舌黯红苔黄腻,脉细弦滑。

治法:滋补肝肾,清热化痰。

推荐方剂:二至丸合清气化痰丸。

基本处方:黄连 10 g,黄精 10 g,女贞子 10 g,何首乌 10 g,牡丹皮 12 g,郁金 10 g,清半夏15 g,玄参 20 g,苦参 10 g。每天 1 剂,水煎服。

加减法:属肝阳上盛者,加钩藤(后下)15 g、代赭石 30 g 平肝潜阳;心火盛者,加栀子 10 g、龙胆草 12 g、知母 20 g 清泻肝火;胸闷、气短、胁胀,加全瓜蒌 20 g、柴胡 10 g、青皮 12 g 疏肝行气解郁。

(二)其他治疗

1.中成药

(1)复方甲亢灵片:平抑肝阳,益气养阴。适用于肝阳上亢、气阴两虚型患者。每次 10片,每天 3 次,1 个月为 1 个疗程。

(2)甲亢灵片:平肝潜阳,软坚散结。适用于阴虚阳亢型患者。每次 7 片,每天 3 次,1 个月为 1 个疗程。

(3)复方甲亢膏:消瘿散结,适用于轻度或中度甲亢患者,以及对硫脲类药物过敏患者,或抗甲状腺药物治疗后的巩固治疗。每次 10g,每天 3 次,3 个月为 1 个疗程。

(4)夏枯草口服液:清火,明目,散结,消肿。适用于头痛眩晕,瘰疬,瘿瘤,甲状腺肿大等患者。每次 10 mL,每天 2 次,2 个月后改为每天 1 次,疗程为半年。

2.针灸

(1)体针疗法:取人迎、足三里、合谷、间使等。肝郁痰结加肝俞、内关;肝阳上亢加行间、太冲；阴虚火旺，加肝俞、肾俞、心俞、三阴交。行平补平泻法，留针20～30 分钟，每天或隔天 1 次，15 次为 1 个疗程。

(2)耳针法：取甲状腺、内分泌、肝、神门。每周 3 次，10 次为 1 个疗程。

(3)针挑疗法：取肺俞、心俞。穴位消毒局部麻醉，用小刀片切开穴位表皮约1 cm，用三棱针挑断皮下纤维组织，深度 0.3～0.5 cm，挑 3～4 次后，外涂碘酊，无菌纱布敷盖，胶布固定。每隔7～10 天 1 次。

(4)芒针疗法：取上脘、中脘、章门、天突、风池、内关、神门等穴。甲状腺肿大明显者，可局部围刺；眼球突出者，可刺攒竹、睛明。

(5)艾灸疗法。①取天突、大椎、风池、天府、膻中等穴。每穴灸 10～20 分钟，每天 1 次，连灸 6 天；以后隔天 1 次，2 周为 1 疗程。②灯心草灸：将灯心草浸茶油后点燃后待火焰稍变大，则垂直点触于穴位上，每次灸 1～15 壮，每 2 日灸1 次，15 次为 1 个疗程，治疗 4 个疗程。

3.激光治疗

取扶突(双侧)穴为主穴，耳门或睛明为配穴。用氦氖激光照射穴位，主穴照5～7 分钟，配穴照 3～5 分钟，两侧交替照射。每天 1 次，10 次为 1 个疗程。

4.电脉冲治疗

部位为肿大甲状腺外侧、太阳、内关、神门穴。将电脉冲理疗仪(输出功率25 伏)高频输出线的两端置于肿大甲状腺外侧，行强刺激；两组低频输出线，一组置于头部两侧太阳穴，行弱刺激；另一组置于内关、神门穴，行中等刺激。每次30～40 分钟，每天 1 次，18 次为 1 个疗程，疗程间隔 7 日。

(三)西医治疗

治疗方法主要有抗甲状腺药物、放射性碘治疗及外科手术治疗等，各有其适应证与利弊。需根据患者年龄、甲状腺大小、病情轻重、病程长短、甲状腺病理性质、有无并发症或合并症、医师的经验等多种因素慎重考虑。如恰当选择，多能获得较满意的效果。

1.抗甲状腺药物治疗

本疗法是应用最广，对大多数患者均有效，常规疗程能使 40%～60% 患者获得长期缓解，但停药后复发率高。

(1)适应证：①病情较轻或重症甲亢而甲状腺肿大程度较小者；②青少年甲亢或年龄在 20 岁以下者；③妊娠期甲亢；④年迈体弱或合并心、肝、肾等疾病不宜手术者；⑤甲亢术前准备；⑥放射性碘治疗后的辅助治疗；⑦甲状腺次全切除后复发而又不宜用 ^{131}I 治疗者；⑧有条件、能长期坚持服药者。

(2)常用药物有两类，一是硫脲类包括甲硫氧嘧啶(MTU)和丙硫氧嘧啶(PTU)，二是咪唑类包括甲巯基咪唑(MMI)和卡比马唑(CMZ)。其作用机制：①抑制甲状腺过氧化酶及活性碘的形成；②抑制酪氨酸碘化；③抑制二碘酪氨酸及单酪氨酸耦联形成 T_3 和 T_4；④免疫抑制作用，使血循环中 TRAb 或 TSI 下降。通过 TRAb 或 TSI 的下降或消失，预示停药后可能会获得较长时间的缓解；⑤PTU 尚可阻止 T_4 转变成 T_3，可作为重症甲亢或甲状腺危象的首选用药。

(3)剂量和疗程：治疗可分为控制症状、减量调节及巩固维持三个阶段。开始剂量 PTU 或 MTU(临床少用)每次 50～150 mg，一日 3 次，或 MMI 或 CMZ 每天 10～30 mg，大多数患者 4～8 周内症状缓解或 TT_3、TT_4、FT_3、FT_4 恢复正常，继续用药 2～3 周后，即可减量。减量阶段，每 2～4 周减 PTU 50～100 mg，MMI 或 CMZ 减 5～10 mg，直至最小维持量。一般 PTU 为每天 50～100 mg，MMI 或 CMZ 每天为 5～10 mg，力求使患者保持无甲亢或甲减症状，甲状腺激素及 TSH 测定值正常。巩固维持阶段需半年至两年以上。

(4)不良反应：①皮疹，一般不重，2～3 周可自行消退，或可加用抗过敏药如阿司咪唑、氯苯那敏等。②白细胞计数减少，严重者可发生粒细胞缺乏症。如白细胞计数低于 $3\times10^9/L$ 或中性粒细胞低于 $1.5\times10^9/L$，应停药观察，同时予升白细胞药物，如利血生、肌苷片、升白胺等。③药物性甲状腺功能减退症，为药物过量所致，故应定期监测甲状腺功能，及时减量，可加用甲状腺素治疗。④偶尔出现中毒性肝炎、药物性黄疸、关节疼痛等，一般停药后经适当处理均可恢复正常。

(5)疗效与预后：此类药物对绝大多数患者均有效，但停药后缓解或复发率差异甚大，其影响因素有：①与疗程长短有关，疗程小于 6 个月，缓解率为 40%；疗程大于 1 年，缓解率为 40%～60%，平均 50%。复发多在停药 3 个月至 1 年内发生。②高碘食物可影响甲亢的缓解率，或增加停药后的复发率。③甲状腺较大，治疗中甲状腺不缩小及血管杂音继续存在者，不易长期缓解。④治疗结束时，T_3 抑制试验被抑制或 TRH 兴奋试验恢复正常者，及 TSH 受体抗体 TRAb 转阴性，甲亢复发率明显下降。⑤复发甲亢复治缓解率低。

(6)治疗中其他并用药物。①β 受体阻滞剂：在甲亢治疗的初期，对症状重、焦虑不安、心悸、震颤、心动过速明显者，可加用 β 受体阻滞剂，待症状改善，心率低于 100 次/分以下可停用。常用普萘洛尔 10～40 mg，每天 3～4 次。在较大剂量时，如 160 mg/d，可抑制 T_4 转换成活性更强的 T_3。尚可用琥珀酸美托洛尔缓释片 50 mg/d 或富马酸比索洛尔片 5 mg/d 口服。也可用于甲亢危象、^{131}I 治疗前后及甲状腺术前准备。哮喘及心力衰竭患者禁用。②甲状腺素片：甲状腺素片有防复发、防突眼、防甲状腺肿大的作用，在治疗过程中可适时加用。

2.放射性^{131}I治疗

利用甲状腺的聚碘功能，放射性碘的β射线，破坏腺泡上皮细胞，使甲状腺激素的生成与分泌减少、甲状腺内淋巴细胞产生抗体减少而发挥治疗作用。

(1)适应证：①中度甲亢，年龄在30岁以上；②对甲亢药物过敏或有严重的不良反应不能继续用药者，或经药物治疗无效，或停药后复发者；③适合甲状腺次全切除而患者不愿手术治疗，或手术后复发者；④合并心、肝、肾等疾病不宜手术者。

(2)禁忌证：①年龄小于20岁者；②妊娠、哺乳者；③重度心、肝、肾功能不全及活动性肺结核；④白细胞或中性粒细胞计数明显降低者；⑤甲亢危象者；⑥重度甲亢者；⑦重度浸润性突眼症及结节性甲状腺肿伴甲亢，结节扫描显示为“冷结节”者。

(3)剂量：可按以下公式计算：^{131}I治疗剂量(MBq)＝给定的^{131}I(MBq/g)×甲状腺重量(g)/24小时内甲状腺最高摄^{131}I率(%)。治疗2～4周后症状减轻，3～4月绝大多数患者可达正常甲状腺功能水平。

(4)注意事项：①甲亢症状严重的病例，应先用抑制甲状腺激素生成药物治疗，待症状减轻后才能进行^{131}I治疗，以防危象发生；②服^{131}I后，一般要3～4周才见效，3个月达到疗效高峰，如果6个月尚未见效应考虑再次治疗；③服^{131}I 7～10天，部分患者因放射性甲状腺炎，血循环中甲状腺激素增高而使甲亢症状加重，甚至发生危象。故患者应卧床休息，并给予β受体阻滞剂，如普萘洛尔等。如发生甲状腺危象，应按危象及时处理；④服^{131}I后1～2周，可发生暂时性放射性反应，如头昏、乏力、食欲不振，甚至恶心、呕吐、皮疹、皮肤瘙痒、颈部压迫感等，经数天后可自行消失。

3.手术治疗

(1)适应证：①中度或重度甲亢、甲状腺Ⅲ度肿大以上，长期服药效果不佳，或停药后复发，或不愿长期服药者；②甲状腺巨大(甲状腺重量≥80 g)有压迫症状者；③胸骨后甲状腺肿伴甲亢者；④结节性甲状腺肿伴甲亢；⑤适合^{131}I治疗但又对碘过敏或条件受限者；⑥怀疑或已确诊甲状腺恶性肿瘤者。

(2)禁忌证：①重度浸润性突眼；②有严重心、肝、肾、肺等合并症，或全身情况差不能耐受手术者；③妊娠早期(前3个月)及晚期(后3个月)。

(3)术前准备：先用抑制甲状腺激素生成药物治疗，待临床症状缓解，脉率下降至 80 次/分左右，血清中 TT_3、TT_4、FT_3、FT_4 恢复正常。然后加服复方碘液(Lugol 液)每次 5～7 滴，1 日 3 次，或饱和碘化钾溶液每次 1～2 滴，连续 10 天，使甲状腺质地变硬，血管杂音减轻或消失，即可进行手术。若术前无法维持甲功正常而需紧急手术，或患者对药物过敏，术前应足量应用 β 受体阻滞剂和碘化钾。糖皮质激素的冲击疗法可有效缩短术前准备时间，便于紧急手术的快速准备。

(4)并发症：①创口出血；②伤口感染；③术中或术后诱发危象；④喉上与喉返神经损伤，可致声音嘶哑；⑤甲状旁腺损伤可引起暂时或永久性甲状旁腺功能减退；⑥术后甲减，发生率为 10%～15%；⑦术后甲亢复发；⑧突眼可能恶化。

4.其他治疗方法

(1)动脉栓塞治疗甲状腺功能亢进：通过栓塞动脉后甲状腺组织发生变性坏死而起作用，但大多患者接受治疗后仍需服药治疗。并发症方面，脑栓塞、视网膜动脉血栓导致视力下降、甲亢危象、永久性甲减甚至死亡等严重并发症发生率也不低，故暂不适合临床推广。

(2)超声刀在甲状腺手术中的应用：利用高频声波震荡产生的机械能生成 80 ℃高温，在切割组织同时，使组织凝固，起到止血的作用，对肌肉和神经均无刺激。与传统开放性甲状腺手术相比，有效减少术中出血，促进术后恢复，减少并发症的发生。

5.甲状腺功能亢进危象的治疗

甲亢危象病情危重，病死率高。其诱发因素为手术、感染、过度劳累、严重精神创伤、放射性碘治疗及不适当地停用抗甲状腺药物等。

典型甲状腺功能亢进危象包括：①高热、体温在 39 ℃以上，一般解热措施无效。②心率超过 160 次/分。心搏动强而有力，部分患者可有心律失常，如早搏、心房纤颤、心房扑动、室上性心动过速、房室传导阻滞以及心力衰竭。③恶心、呕吐、大便次数多、大汗、脱水、电解质紊乱。④神经精神障碍、焦虑、烦躁、精神变态、谵妄、昏睡和昏迷。先兆危象：由于甲状腺危象病死率高，常死于休克、心力衰竭。为及时抢救患者，临床提出危象前期或称先兆危象诊断，临床表现为体温 38～39 ℃；心率 120～159 次/分，也可有心律不齐；食欲不振、恶心、大便次数多、多汗；焦虑、烦躁不安。

不典型甲状腺功能亢进症危象：不典型甲状腺功能亢进或原有衰竭、恶液质的患者，危象发生时常无上述典型表现，只有下列某一系统表现。①心血管系统：心房纤颤等严重心律失常或心力衰竭。②消化系统：恶心、呕吐、腹泻、黄疸。

③精神病或淡漠、木僵、极度衰弱、嗜睡、反应迟钝、昏迷反应低下。④体温过低、皮肤干燥、无汗。

(1)抗甲状腺药物治疗：首选药物为PTU，首次剂量为600 mg，口服或鼻饲，以后每次200～300 mg，每6小时1次，病情缓解后逐渐减量。如无PTU，亦可用甲巯咪唑或卡比马唑20～30 mg口服或鼻饲，每6小时1次。

(2)阻断甲状腺激素分泌入血：碘剂可迅速阻止甲状腺激素分泌入血，降低血中甲状腺激素水平。但应在使用PTU或MMI后1～2小时使用。可用碘化钠0.5～1.0 g，加入5%葡萄糖生理盐水500 mL中静脉滴注，24小时内可给予1～3 g。或口服卢戈氏液（复方碘溶液），首剂30滴，以后每6～8小时给10～30滴，一般使用3～7天停用。

(3)阻断甲状腺激素对组织的交感兴奋作用：普萘洛尔20～40 mg口服，4～6小时一次。或用普萘洛尔1～5 mg加入葡萄糖注射液40 mL缓慢静脉注射。也可用美托洛尔或阿替洛尔，其安全性大于普萘洛尔。对于有心力衰竭者可用利血平1 mg，肌内注射，每4～6小时1次。

(4)肾上腺皮质激素的应用：既可纠正甲亢引起的肾上腺皮质功能不足，也可抑制T_4转变为活性T_3。常用氢化可的松200～300 mg静脉滴注，或地塞米松15～30 mg静脉滴注。待病情缓解后逐渐减量。

(5)迅速减少血循环中甲状腺激素：经积极综合治疗2～3天无效者，应使用血浆置换法、血液透析、腹膜透析等方法清除血中过量的甲状腺激素。

(6)一般治疗：静脉输液以保证水、电解质和酸碱平衡。给予足够的热量和维生素。有心力衰竭时需注意补液速度及补钠量，并需应用强心剂。肝功能受损及黄疸时应用保肝药物。给予氧，必要时进行辅助呼吸。积极治疗诱发因素，有感染时应用足量有效抗生素，并应预防二重感染。退热镇静：冰袋，酒精擦浴及用退热剂。但阿司匹林能与甲状腺激素结合球蛋白（TBG）结合，反使游离甲状腺激素增加。严重高热、躁动惊厥者可行人工冬眠，也可配合地西泮5～10 mg肌内注射或水合氯醛15 mL保留灌肠。

6.浸润性突眼的治疗

目前认为严重突眼者不宜做甲状腺次全切除术，^{131}I治疗亦应慎用，因治疗后有可能使突眼加重。轻症突眼伴甲亢者，对突眼可不作特殊处理，通过抑制甲状腺激素生成的药物治疗，突眼可能逐步得到改善。对中、重度浸润性突眼的处理有以下几种方法：

(1)免疫抑制治疗：中度患者可选用泼尼松10～20 mg，每天3次，症状减轻后，减为 20 mg/d。4～8 周后再减为维持量 5～10 mg/d，总疗程 3～6 月或更长。重度患者，可用甲基泼尼松龙0.5～1.0 g 加于生理盐水 200 mL 中静脉滴注，连续或隔天 1 次，滴注 3 次后，继以泼尼松20 mg，每天 3 次口服，4～6 周后逐渐减为维持量。其他免疫抑制剂如环磷酰胺、甲氨蝶呤、硫唑嘌呤、环孢霉素A 等均可使用，也可与皮质激素联合应用以增加疗效。此外，尚有用大量人体免疫球蛋白静脉滴注及生长抑素同类药奥曲肽等治疗，有一定效果。

(2)利尿剂的使用：在用糖皮质激素的同时，可适当加用保钾利尿剂，如螺内酯 30～40 mg，每天 3 次，以加强疗效。

(3)放射治疗：重度患者经以上治疗效果不佳时，可用放射治疗，如直线加速器球后照射，以减轻眶内或球后浸润。

(4)换血疗法。

(5)局部治疗：戴有色眼镜，防止强光、风沙、灰尘刺激。对闭目不全者，睡眠时用抗生素眼膏、油纱覆盖或用眼罩，防止暴露性角膜炎或角膜溃疡。高枕卧位，减轻球后水肿。也可用 0.5%甲基纤维素、可的松或地塞米松眼药水滴眼。合并感染者，局部或全身用抗生素。眼球膨出明显者，可用上下睑缝合术，待病情好转再拆除缝线。对各种治疗无效的严重病例，可施行眼眶减压术。

7.甲状腺功能亢进性心脏病(甲亢心)的治疗

甲亢心经常表现为心脏扩大、各种心律失常及心力衰竭，个别患者还可表现为心绞痛、心肌梗死。一般病例通过抑制甲状腺激素生成药物治疗控制甲亢后，大多能恢复正常。但当心律失常、心力衰竭危及患者生命时，在给予治疗甲亢药物的同时，应根据心律失常、心力衰竭的性质来采取针对性措施。如出现窦性心动过速，一般经抗甲状腺治疗后即可逐渐恢复，但明显引起心悸者，可予 β 受体阻滞剂治疗，近来研究认为 β 受体阻滞剂中普萘洛尔还有降低血浆 T_3 水平的作用，故选用之最合适；甲亢合并房颤时，多系由心力衰竭引起，经有效抗甲状腺治疗和纠正心力衰竭治疗后，多数可自行缓解，但病程长超过半年以上者，较难恢复，必要时可行电复律。其他类型的心律失常如室性心律失常、房室传导阻滞、心动过缓等较少出现，严重者可予相应治疗。甲亢单独引起心力衰竭较少发生，多合并有其他心脏病如冠心病等，治疗以有效抗甲状腺治疗为基础，同时予以利尿、强心、扩张血管等纠正心力衰竭治疗。若药物治疗无效或不能耐受如出现严重的过敏反应和白细胞减少症等时，应选用 ^{131}I 和手术治疗，但老年患者有心功能不全时不主张手术治疗。

8.妊娠期甲亢的治疗

通常妊娠不会加重甲亢，一般不终止妊娠。因为妊娠期机体自身免疫反应会下降，TRAb、TSI水平可降低，但在处理妊娠期甲亢时，应注意以下几点。

(1)自妊娠12～14周起，胎儿甲状腺有聚碘功能，故^{131}I治疗应禁用。

(2)妊娠期的ATD治疗：因为PTU与血浆蛋白结合比例高，胎盘通过率低于MMI。PTU通过胎盘的量仅是MMI的1/4。另外MMI所致的皮肤发育不全(aplasia cutis)较PTU多见，所以治疗妊娠期甲亢优先选择PTU，MMI可作为第二线药物。ATD治疗妊娠期甲亢的目标是使用最小有效剂量的ATD，在尽可能短的时间内达到和维持血清FT_4在正常值的上限，避免ATD通过胎盘影响胎儿的脑发育。起始剂量MMI10～20 mg，每天1～2次或PTU50～100 mg，每天3次口服，监测甲状腺功能，及时减少药物剂量。治疗初期每2～4周检查甲状腺功能，以后延长至4～6周。血清FT_4达到正常后数周TSH水平仍可处于抑制状态，因此TSH水平不能作为治疗时的监测指标。由于合并使用左甲状腺素(LT_4)后，控制甲亢ATD的剂量需要增加，所以妊娠期间不主张合并使用$L\text{-}T_4$。

(3)普萘洛尔可使子宫持续收缩，致胎盘较小及胎儿发育不良、心动过缓、早产及新生儿呼吸抑制等，应慎用或不用，尤其是妊娠的前3个月内。

(4)抑制甲状腺激素生成药物可从乳汁分泌，因此产后服药者不宜哺乳。

(5)妊娠期不宜手术，如果ATD治疗效果不佳，对ATD过敏，或者甲状腺肿大明显，需要大剂量ATD才能控制甲亢时可以考虑手术治疗。手术时机一般选择在妊娠4～6个月。妊娠早期和晚期手术容易引起流产。

(6)妊娠期甲亢，或已缓解的Graves病甲亢，产后数月易复发。

七、预后与转归

毒性弥漫性甲状腺肿伴甲亢是一个可累及全身各系统的自身免疫性疾病，其治疗有抗甲状腺药物、甲状腺次全切除术、放射性碘治疗等，临床上应根据患者的具体情况合理选用各种治疗方法。一般经合理治疗，绝大多数病者均能痊愈。手术或放射性碘治疗可缩短病程，有些患者在较长时间内处于甲功正常状态，但一部分患者最终会发展为甲减，需要终身随访，必要时须及时补充甲状腺激素治疗。药物治疗复发率较高，占40%～50%，尤其是甲状腺自身抗体滴度较高、甲状腺肿大经过治疗仍缓解不明显的这部分患者，其甲状腺功能状态也是必须长期随访的。若治疗不当、或反复复发，缠绵不愈，可导致严重的甲亢性心脏病，甚至心力衰竭、严重的心律失常、甲亢周期性麻痹等，使患者丧失劳动力和影响生活质量，甚则危及生命。甲亢危象是甲亢的一个不常见但是极其严重的并发症，容易诱发多脏器功能衰竭，病死率达 50%～70%，故应积极预防，及时诊断，并全力挽救患者的生命健康。

第二节 甲状腺功能减退症

甲状腺功能减退症（简称甲减）是指由于各种原因引起的甲状腺激素合成和分泌减少或生物效应不足导致的全身代谢减低综合征，以畏寒、少汗、体重增加、精神萎靡、乏力、便秘、月经紊乱等为主要临床表现。

甲减起病缓慢，临床甲减的患病率为 1%左右，本病可发生于各种年龄，多见于女性，尤以中老年女性多见，男、女发病比例为 1∶4～1∶5。亚临床甲减的发病率为 2%～8%，60 岁以上妇女发病可达 16%。

甲减在中医学中无专有病名，根据甲减的主要临床表现，中医学一般将其归属于“瘿病”“虚劳”“水肿”“便秘”等范畴。

一、病因病机

（一）中医

1.病因

导致甲减的原因很多，有先天之因，有后天之因，有外感之因，有医药之因等，各种原因作用于人体，引起脏腑气血阴阳的亏虚，日久不复，均可发展为甲减。

（1）先天不足：《订补明医指掌・虚损》曰：“小儿之劳，得于母胎。”在胎儿期，因母体体弱多病，气血亏虚，胎儿失养；或其母进食有毒食物，影响了胎儿的发育，以致先天肾气不足，故出生后发生呆小症，导致生长发育迟缓。

（2）饮食不当：由于饮食不当，损伤脾胃，脾胃运化失常，不能化生水谷精微，气血来源不足；另运化不及则痰饮内生，痰湿壅盛，阻碍气机，损伤脾阳。脾为后天之本，脾阳虚弱，后天不足以养先天，久则肾失滋养，以致脾肾双亏，而见疲倦乏力、食欲不振、畏寒肢冷、嗜睡懒动、全身浮肿等症状。

（3）情志失调：由于长期的烦躁易怒，致肝气郁结，肝气乘脾，肝郁脾虚，运化失常；或长期忧思焦虑，致心脾两伤，久则气血亏虚；又气虚无力帅血，易致气虚血瘀，痰瘀互结，经隧被阻，血不利则为水，故常见精神抑郁、心烦、懒言、浮肿、闭经等症状。

(4)外邪侵袭：多见风热毒邪，从口鼻入侵，毒邪结聚于颈前，则见咽部及颈前肿痛。若治疗不及时或过用寒凉之品，内伤阳气，虽颈部热毒祛除，疼痛消失，但可见发音低沉、怕冷，甚则浮肿等症。

(5)手术创伤或药物影响：由于施行瘿肿切除手术或服用某些药物，损伤人体正气，致脏腑失养，功能衰退，可表现为一派虚损证候。

2.病机

本病的病机关键为阳气虚衰，病变脏腑主要在肾，盖肾为先天之本，且为真阳所居，人身五脏诸阳皆赖肾中元阳以生发。肾中真阳虚衰则无以温煦五脏之阳故见形寒肢冷、神疲。但甲状腺激素之不足是其基本病因，激素是属阴精，有阳之用，故其病机尚涉及肾精不足，是阴阳俱损之疾，故部分患者除有阳虚的表现外，还见有皮肤粗糙、干燥、大便秘结、舌红苔少等阴津不足之象。此外，肾阳虚衰，不能温暖脾土，则脾阳亦衰，肌肉失之荣养，而见肌肉无力，或有肌痛。且脾主统血，脾虚则血失统藏，妇女可见月经紊乱、崩漏等症，常伴有贫血。肾阳不足，心阳亦鼓动无力，而见心阳虚衰之候，以脉来沉迟或缓多见，至此全身温煦之功能更差，以致肢冷、体温下降，甚则津血失运，聚而成湿、成饮、成痰而见肌肤浮肿。

总之，肾阳虚导致甲减的直接因素，随着病情的发展，病变又常涉及心脾两脏，导致脾肾阳虚及心肾阳虚。在其病理演化过程中，尚可兼见痰浊、瘀血、水湿的病理改变。

(二)西医

导致甲减的病因较复杂，临床以甲状腺本身疾病引起的甲减为最多见，其次为缘于垂体及下丘脑病变的甲减，其他则属少见。因其发病原因不同导致其发病机制各异。

1.呆小症

呆小症有地方性和散发性两种类型。地方性呆小症主要见于地方性甲状腺肿的流行地区，因母体缺碘，使胎儿供碘不足，从而导致甲状腺的发育和激素合成不足。此时发生甲减对胎儿的神经系统，尤其是大脑发育危害最大，从而造成神经系统不可逆的损害。而散发性呆小症原因不明，母体既无缺碘，又无甲状腺肿等疾病，其原因可能有：①患儿甲状腺先天发育不全或缺如；②母体在妊娠期患有某种自身免疫性疾病，血清中存在抗甲状腺抗体，后者通过胎盘进入胎儿体内，对胎儿的甲状腺细胞起到破坏作用；③母体在妊娠期间服用抗甲状腺药物或致甲状腺肿物质，使胎儿的甲状腺发育或甲状腺激素合成发生障碍。

2.幼年型甲减与成年型甲减

(1)病因：两者的病因相同，可分为原发性、继发性、促甲状腺素或甲状腺激素抵抗三类，以上三类甲减常见病因如下。

原发性甲减的病因：①甲状腺炎：最多见的是自身免疫性甲状腺炎，如桥本甲状腺炎、无痛性甲状腺炎、产后甲状腺炎、萎缩性甲状腺炎等，其次是亚急性甲状腺炎；②甲亢^{131}I治疗后；③甲状腺切除术后；④颈部X线外照射；⑤地方性甲状腺肿；⑥碘缺乏或碘过多；⑦药物：抗甲状腺药物、干扰素、白介素等；⑧先天性因素，甲状腺发育异常、甲状腺激素合成障碍、妊娠期服用药物、胎儿自身免疫性疾病等。

继发性甲减的病因：主要包括继发于垂体病变和下丘脑病变两种。①垂体病变：主要包括肿瘤、垂体手术或照射、特发性垂体功能减低、席汉综合征及淋巴细胞性垂体炎等。②下丘脑病变：主要包括肿瘤、嗜酸性肉芽肿、外伤、手术或射线照射、特发性及先天性缺陷等。

(2)发病机制。①原发性甲减：约占甲减病因的90%以上，是由先天性或获得性的某些原因使甲状腺组织发育不良、破坏、萎缩、酶代谢障碍等引起甲状腺激素分泌不足所致。②继发性甲减：系继发于垂体病变(由于垂体前叶功能减退使促甲状腺激素TSH分泌不足)或下丘脑病变(由于下丘脑疾患使促甲状腺释放激素TRH分泌不足)而致甲状腺分泌功能低下。③促甲状腺素或甲状腺激素抵抗：临床较少见，可能与遗传缺陷有关。促甲状腺激素抵抗综合征是由于甲状腺对促甲状腺激素不敏感所致；甲状腺激素抵抗则是由于甲状腺素受体基因突变、甲状腺素受体减少或受体后缺陷所致。

本病的主要病理变化也因甲减的病因不同而异，如先天性甲状腺发育不良或异位甲状腺者可见甲状腺缺如；呆小症者除由于激素合成障碍致腺体增生肥大外，一般均呈萎缩性改变；地方性甲状腺肿患者由于缺碘可见甲状腺滤泡充满胶质，甲状腺上皮细胞呈扁平状，病久者甲状腺肿呈结节状；慢性淋巴细胞性甲状腺炎早期腺体淋巴细胞、浆细胞等炎症性浸润，病久则可发生滤泡萎缩，泡腔内充满胶质，后期也可伴有结节；继发于垂体性者可见垂体萎缩、胶质化和灶性退行性变，及肾上腺皮质萎缩、睾丸或卵巢萎缩，大血管多见动脉硬化等。另外，由于长期甲状腺激素的缺乏可致全身组织器官的改变，如甲减者全身组织间隙有黏液性蛋白沉着，从而表现皮肤肿胀、心肌间质水肿、肾小球基底膜增厚及肌纤维肿胀坏死；皮肤角化，形成黏液性水肿；影响中枢神经系统的形态和功能，使大脑发育不全出现智力低下等。

二、临床表现

（一）症状

甲状腺激素减少引起机体各系统功能减低及代谢减慢，病情较严重时，出现典型的甲状腺功能减退临床症状。

1.一般表现

畏寒、软弱无力、少汗、疲乏少言、嗜睡、智力减退。

2.全身各系统表现

成年型甲减全身各系统的典型症状如下。

(1)神经系统：常见智力减退，记忆力、注意力、理解力和计算力均减弱，听力下降，感觉灵敏度降低，有些患者有感觉异常、麻木，嗜睡，严重者出现昏迷。

(2)循环系统：病重者常觉心悸、气短，下肢浮肿，多为非凹陷性，有时伴有心包、胸腔甚或腹腔等多浆膜腔积液。一些患者的血压可升高。

(3)消化系统：食欲减退，胃酸分泌减少，肠蠕动减弱，出现顽固性便秘。

(4)生殖系统：性欲减退，男性患者常有阳痿，女患者可有月经不调，不易怀孕，部分患者可有溢乳，但血中的泌乳素水平不一定升高。

(5)肌肉、关节：肌肉有疼痛、强直、痉挛、无力、水肿及肥大等表现；关节可表现为非炎性黏性渗出、软骨钙质沉着、关节破坏及屈肌腱鞘炎等；部分患者由于腕管中黏蛋白物质在神经外堆积，引起手指疼痛，或感觉异常出现腕管综合征。

（二）体征

1.外观

(1)表情淡漠，精神萎靡、反应迟钝，动作缓慢，重者呈鸭步行走，懒言少语。

(2)皮肤干燥粗厚、脱屑，毛发干、稀、缺乏光泽，少数患者指甲脆、厚、有条纹，手掌足底常呈姜黄色。

(3)面部呈姜黄色或苍白、浮肿但压之无凹陷，以双颊及眼眶周围明显，眉毛脱落稀少，尤以外侧 1/3 为明显，鼻宽、唇厚、舌肥大，语言不清，声音低沉。

(4)幼年发病者呈发育不良，矮小侏儒体型，上半身长度超过下半身，身高超过指距，智力低下或呈痴呆状。

(5)呆小症婴儿随年龄增长可见上述表现外，头颅较大，额宽而发际低，鼻梁塌陷，舌大常突出口外，前囟、后囟相对较大（由于闭合延迟），出牙、换牙迟，齿龄与实际年龄不符，颈短，腹部松弛膨隆或有脐疝，行走时蹒跚呈鸭步。

2.其他体征

体温常偏低，肢体凉。甲状腺多数扪不到，少数可肿大明显，质地、硬度视病情而定。脉搏常缓慢、血压偏低（有动脉硬化者血压也可偏高），心界可全面扩大，心音低钝、偶有心律不齐，发生心力衰竭、心绞痛者少见。腹部膨隆胀气或有鼓肠，严重者可出现麻痹性肠梗阻或黏液性水肿巨结肠，也可有少量或大量腹水。四肢可有非凹陷性水肿，当有严重贫血、心力衰竭、肾功能不全时，也可出现凹陷性水肿。肌力正常或减退，少数可有肌僵硬，也可有关节腔积液。腱反射及松弛时间延长。脑电图示 α 波活动及幅度减低，曲线平坦。当病情严重时，由于垂体的增大，可见蝶鞍增大。严重甲减可出现昏迷、反射消失，体温可低至 35 ℃以下，呼吸浅慢，脉缓无力，血压明显降低。

(三)常见并发症

甲减常见并发症主要有黏液性水肿昏迷和甲减性心脏病等。

1.黏液性水肿昏迷

多见于老年人及长期未获治疗者，诱发因素为严重躯体疾病、甲状腺激素替代中断、寒冷、感染、手术和使用麻醉、镇静药物等。临床表现为嗜睡、低温（<35 ℃）、呼吸减慢、心动过缓、血压下降、四肢肌肉松弛、反向减弱或消失，甚至昏迷、休克，可因心、肾功能不全而危及生命。

2.甲减性心脏病

指甲减伴有心肌改变或心包积液，或者两者并存。患者心脏扩大、心搏出量减少，表现为心率缓慢、心音低钝、心脏扩大。心电图可见到低电压、心动过缓、传导阻滞、ST-T 改变等。

三、实验室和其他辅助检查

(一)甲状腺激素测定

血清总 T_3（TT_3）、总 T_4（TT_4）、游离 T_3（FT_3）、游离 T_4（FT_4）及反 T_3（rT_3）水平降低。其中以 FT_4 变化最敏感，TT_4 变化其次。亚临床甲减，血清 T_3、T_4 可在正常范围。

(二)促甲状腺激素(TSH)测定

血清 TSH 测定是诊断甲减的最主要指标。原发性甲减者 TSH 升高为最早的改变;继发性甲减 FT4 降低而 TSH 正常或偏低;周围性甲减 TSH 一般高于正常范围,而 T_3、T_4 也高于正常。

(三)促甲状腺激素释放激素(TRH)刺激试验

主要用于中枢性甲减病变位置(下丘脑或垂体)的确定。下丘脑甲减,TSH 分泌曲线呈现高峰延缓出现(出现在注射 TRH 后 60～90 分钟),并持续高分泌状态至 120 分钟;垂体性甲减,TSH 反应迟钝,呈现一条低平曲线(增高小于2 倍或者增加≤4.0 mIU/L);而原发性甲减时,TSH 分泌呈现一条高平曲线;垂体 TSH 肿瘤时,TSH 分泌不增加。

(四)甲状腺自身抗体测定

甲状腺过氧化物酶抗体(TPOAb)和甲状腺球蛋白抗体(TGAb)是确定原发性甲减病因的重要指标和诊断自身免疫性甲状腺炎(包括桥本甲状腺炎、萎缩性甲状腺炎)的主要指标。自身免疫性甲状腺炎患者血清 TPOAb 和 TGAb 阳性率 50%～90%,阻断性 TSH 受体抗体(TBAb)阳性率 20%～30%。

(五)其他检查

部分患者可见轻、中度贫血,血清总胆固醇、心肌酶谱可以升高,少数患者可见血清泌乳素升高。

心电图可显示低电压、窦性心动过缓、T 波倒置或低平,偶有 P-R 间期延长及完全性房室传导阻滞等。

甲状腺核素扫描对有甲状腺肿大的甲减观察甲状腺核素的分布有一定的价值,如桥本甲状腺炎的甲状腺同位素摄取分布不均匀,另外对于甲状腺异位及缺如有确诊价值。

CT 或 MRI:对于怀疑继发性甲减者可行头颅或蝶鞍影像学检查。

四、诊断要点

(一)详问病史

如了解有无甲状腺疾病史,有无甲状腺手术、甲亢^{131}I 治疗史,有无甲状腺疾病家族史,有无垂体或下丘脑疾病病史等。

(二)掌握甲减的临床表现

典型的患者可表现有畏寒、乏力、手足肿胀感、记忆力减退、嗜睡、少汗、关节疼痛、体重增加、便秘、女性月经紊乱或者月经过多、不孕等。查体可见表情呆滞、反应迟钝、声音嘶哑、面色苍白、颜面或眼睑或周身水肿,唇厚舌大、皮肤干燥、肤温低、心率缓慢、部分患者可出现胫前黏液性水肿,甚可出现心包积液及心力衰竭,重症患者可发生黏液性水肿昏迷。但病情轻者早期可无明显症状及体征,主要依靠实验室专科检查。

(三)实验室检查

甲状腺功能检查是诊断甲减的第一线指标,也是判断甲减分型的主要依据。

1.原发性甲减

(1)具有甲减的临床特征。

(2)血清 T_4 及 FT_4 降低,T_3 及 FT_3 正常或降低,血清 TSH 升高,TRH 兴奋试验 TSH 呈过度反应。

2.继发性甲减

(1)血清 T_3(FT_3)、T_4(FT_4)降低,TSH 也降低。部分患者 TSH 正常,甚至轻度升高。

(2)TRH 兴奋试验,TSH 无反应为垂体性甲减,TSH 呈延迟反应为下丘脑性甲减。

3.亚临床甲减

血清 T_3(FT_3)及 T_4(FT_4)正常,血清 TSH 升高。

以上诊断要点参照中华医学会内分泌学分会于 2010 年 8 月发布的《中国甲状腺疾病诊治指南》中的相关内容。

五、鉴别诊断

(一)呆小病应与其他原因引起的侏儒和发育不良相鉴别

呆小病患者除身材矮小外,体型不匀称,上身较长,四肢较短,智力低下,反应迟钝,常伴有甲状腺功能减退的其他表现。血甲状腺激素水平低于正常,生长激素正常,峰值>10 μg/L。儿童期心、肺、肝、肾、胃肠等脏器的慢性疾病和各种慢性感染(如结核、血吸虫病、钩虫病等),均可导致生长发育障碍,可根据其原发病的临床特征加以鉴别。

(二)原发性甲减应与继发性甲减相鉴别

后者常为垂体前叶功能减退的一个组成部分,故往往合并有肾上腺皮质功能低下及性腺功能低下的表现。检验甲状腺功能时,原发性甲减 T_3(FT_3)、T_4(FT_4)下降,TSH 水平增高;继发性者 T_3(FT_3)、T_4(FT_4)下降,TSH 也降低,也有部分患者 TSH 正常,甚至轻度升高,且对 TRH 刺激缺乏反应。此外,继发性者 ACTH、皮质醇、促性腺激素及性激素等测定常全面降低。

(三)其他

(1)黏液性水肿常需与贫血、肾病综合征、肾炎、特发性水肿及垂体前叶功能减退相鉴别。

(2)伴蝶鞍增大、高泌乳素血症的甲减,应排除垂体肿瘤及空泡蝶鞍综合征。影像学检查(头颅 CT 或 MRI)有助于鉴别。

(3)具有甲状腺肿大的患者应与不伴有甲减的单纯性甲状腺肿、慢性甲状腺炎等病鉴别。

(4)伴心脏扩大、心包积液患者,应排除其他原因所致的心包炎。

(5)确诊本病时还应排除低 T_3 和低 T_4 综合征,后者常见于肝、肾等伴血浆蛋白低下的慢性疾病。

六、治疗

甲减目前仍以药物治疗为主,甲状腺激素替代治疗是临床首选。不同的致病原因导致服药的疗程也不尽相同,除小部分短暂性甲减服药时间较短外,大多数甲减需终生服药治疗。但有部分患者对甲状腺激素的耐受性较差,或对其不良反应较敏感而难以坚持长期服药;另外有些病程较长、病情较重的患者,虽然用甲状腺激素替代治疗后血清甲状腺激素水平可恢复正常,但临床症状却不能得到有效的改善。因此中医中药在治疗中的介入已显得非常必要,其不仅可以有效改善甲减的临床症状,而且可以减轻甲状腺激素的不良反应及减少其使用剂量。

(一)辨证治疗

本病的病理性质为本虚标实,而以本虚为主。其中本虚以肾阳虚衰为基础,即每一个甲减患者均有肾阳不足的病理表现,其他证型均是在此基础上,又有脾阳、心阳虚衰或阴阳两虚的表现,故温肾助阳益气是治疗甲减的基本治法。在病情发展过程中可见虚实夹杂、本虚标实之证候,标实主要为水湿、痰浊、血瘀为患。治疗当以“寒者温之”“虚者补之”“损者益之”“逸者行之”等为治疗原则,采用温阳益气、脾肾双补、心肾双补、调补阴阳,兼以化痰、利湿、祛瘀等法。

1.肾阳虚衰

证候特点:形寒怯冷,精神萎靡,头昏嗜睡,动作缓慢,表情淡漠,毛发稀疏,面色白,腰膝酸软,水肿,腰以下为甚,性欲减退,女子带下清冷,经事不调,小便清长。舌淡体胖,脉沉缓细迟。

治法：温肾助阳。

推荐方剂：右归丸加减。

基本处方：熟附子 10 g，肉桂 6 g，怀山药 15 g，山茱萸 10 g，茯苓 15 g，仙茅 10 g，淫羊藿10 g，菟丝子 10 g，杜仲 15 g，枸杞子 15 g，黄芪 15 g。每天 1 剂，水煎服。

加减法：若性功能减退，阳痿早泄者，可加巴戟天 10 g、阳起石 10 g 以温肾壮阳；水肿明显者，可酌加茯苓量，并配伍泽泻 15 g 以健脾利水；大便秘结者则配肉苁蓉 10 g、黄精 10 g 以补肾助阳通便，并以生地黄易熟地黄滋阴润下，在此不能用导泻之剂，以防中气下陷；若颈部见有瘿瘤者(此多见于慢性淋巴细胞性甲状腺炎)，可加鳖甲 15 g、龙骨 30 g、牡蛎 30 g、浙贝母 10 g，以软坚散结消瘿。

2.脾肾阳虚

证候特点：面浮苍黄或㿠白无华，神疲乏力，少气懒言，手足麻木，头昏目眩，形寒肢冷，口淡无味，腰膝酸软，纳呆腹胀，便溏，男子阳痿，女子月经不调，或见崩漏。夜尿频多，或小便不利，面浮肢肿，舌质淡胖，舌苔白滑或薄腻，脉弱或沉迟无力。

治法：温补脾肾。

推荐方剂：附子理中汤合肾气丸或右归丸加减。

基本处方：熟附子 15 g，黄芪 30 g，党参 20 g，白术 10 g，茯苓 15 g，炙甘草 10 g，当归 10 g，怀山药 15 g，巴戟天 15 g，补骨脂 15 g，桂枝 10 g，陈皮 10 g，干姜 10 g，大枣 15 g。每天 1 剂，水煎服。

加减法：如脾虚纳食减少明显者，可加木香 6 g、砂仁 6 g 以行气醒脾；食滞腹胀者，可加大腹皮 15 g、鸡内金 10 g、炒山楂 15 g 消食化滞；脾虚中气下陷者，尚可加红参 5 g 另炖服用，以大补元气；若妇女月经过多，可加阿胶 15 g(烊化)、旱莲草 10 g、参三七 6 g 以固冲涩经；形寒肢冷甚者，可加大熟附子、干姜用量以增温脾肾之力。

3.心肾阳虚

证候特点：形寒肢冷，心悸怔忡，面白虚浮，身倦欲寐，头昏目眩，耳鸣失聪，肢软无力，嗜睡息短，或有胸闷胸痛。舌淡黯或青紫，舌苔薄白，脉沉迟缓微弱，或见结代。

治法：温补心肾，利水消肿。

推荐方剂：真武汤合保元汤加减。

基本处方：熟附子 10 g，肉桂 6 g，党参 15 g，黄芪 30 g，当归 10 g，白芍 15 g，

炙甘草 10 g,白术 10 g,干姜 5 g,桂枝 10 g,茯苓 15 g。每天 1 剂,水煎服。

加减法:对心阳虚心动过缓者,可酌加麻黄 6 g、细辛 3 g 以鼓舞心阳;脉来结代者可用炙甘草汤以温阳复脉;若头昏肢软甚者,可加升麻 6 g、柴胡 10 g、桂枝 10 g,以助其升提之力。

4.阴阳两虚

证候特点:畏寒乏力,腰膝酸软,小便清长,眩晕耳鸣,面浮肢肿,皮肤粗糙,干燥少汗,动作迟缓,表情呆板,面色苍白,头发干枯、稀疏色黄,声音低哑,口干咽燥但喜热饮,月经量少或闭经,大便秘结。舌淡苔白或苔少,脉来迟细或细弱。

治法:温肾滋阴,调补阴阳。

推荐方剂:金匮肾气丸加减。

基本处方:熟附子 10 g,肉桂 5 g,熟地黄 20 g,山茱萸 10 g,怀山药 15 g,泽泻 15 g,茯苓 15 g,菟丝子 10 g,肉苁蓉 10 g,何首乌 10 g,当归 10 g,枸杞子 10 g,党参 10 g,炙黄芪 15 g。每天 1 剂,水煎服。

加减法:大便干结难下者,若阳虚明显可加大肉苁蓉剂量至 30 g;若阴虚明显,可酌加火麻仁 20 g,或加用蜂蜜以润导之;若兼浮肿者,加大茯苓剂量至 30～50 g、赤小豆 30 g 以利水;月经过多者,加阿胶 15 g 养血止血。

5.阳微欲脱,气阴两竭(甲减危候)

证候特点:体温骤降至 35 ℃以下,神昏肢厥,呼吸低微,冷汗自出,肌肉松弛无力,舌淡胖,脉微欲绝。

治法:回阳救逆,益气固脱。

推荐方剂:参附汤合桂枝甘草汤加减。

基本处方:熟附子 10 g(先煎),人参 10 g,干姜 10 g,桂枝 10 g,炙甘草 10 g。水煎,频频灌服。

(二)其他治疗

1.中成药

(1)河车大造丸:功能滋阴清热,补益肺肾。适用于肺肾两虚者。每次 1 丸(或按说明),每天 2 次,4 周为 1 个疗程。

(2)金匮肾气丸:功能温补肾阳,化气行水。适用于肾阴阳两虚者。每次 1 丸(或按说明),每天 2 次,4 周为 1 个疗程。

(3)补中益气丸:功能补中益气,升阳举陷。适用于脾虚为主,或伴有中气下陷者。每次 1 丸(或按说明),每天 2 次,4 周为 1 个疗程。

(4)金水宝胶囊:功能补益肺肾、秘精益气。用于肺肾两虚或肾阴阳两虚者。

每次 3 粒，每天 3 次，4 周为 1 个疗程。

(5)济生肾气丸：功能温肾化气，利水消肿。适用于肾阳虚见浮肿者。每次 1 丸(或按说明)，每天 2 次，4 周为 1 个疗程。

(6)参附注射液：功能益气回阳救逆，适用于心肾阳虚或见阳虚危象者。肌内注射一次 2～4 mL，一日 1～2 次。静脉滴注一次 20～100 mL(用 5%～10%葡萄糖注射液 250～500 mL 稀释后使用)。静脉推注一次 5～20 mL(用 5%～10%葡萄糖注射液 20 mL 稀释后使用)。或遵医嘱。疗程视病情而定。

2.针灸

(1)体针。①肾阳虚衰。取穴：气海、命门、肾俞、关元、太溪、三阴交。操作：均采用补法。留针时间：20 分钟。疗程：14 天为 1 个疗程。②脾肾阳虚及阴阳两虚。取穴：气海、肾俞、关元、太溪、脾俞、阴陵泉、三阴交、足三里。操作：均采用补法。留针时间：20 分钟。疗程：14 天为 1 个疗程。③心肾阳虚。取穴：气海、肾俞、关元、太溪、脾俞、三阴交、足三里、心俞、内关。操作：均采用补法。留针时间：20 分钟。疗程：14 天为 1 个疗程。

(2)灸法。可在辨证取穴的基础上在针刺的同时加用艾条温灸，或取背腹部穴位施以隔附子饼灸，灸 5～10 壮。14 天为 1 个疗程。灸肾俞、脾俞、命门、足三里以扶正培元、温经散寒、疏通经络、调和气血。每周 3 次，每次 3 穴，每穴 3～5 壮，4 个月为 1 个疗程。也可加用附子、补骨脂、肉桂、仙茅等温肾壮阳中药研末铺在穴位上施灸，或用附片、干姜等量研末铺在穴上施灸，疗效更好。

3.穴位敷贴

取穴与针刺疗法相同。选用温补脾肾中药研末备用，如生附子、肉桂、生鹿角屑、雄黄、益智仁、白术、党参、川芎、当归、蛇床子、细辛、延胡索、甘遂、川椒、胡椒、干姜等药物均可选用。用时可取适量药粉用生姜汁或白醋调成膏状，再在 4 cm×4 cm 的胶布中心位置放置药膏适量，固定于所选穴位上。每天或隔天 1 次，如觉局部皮肤灼热，可揭去膏药，一般每次可贴 4～12 小时。亦可用上述诸药仿古人黑膏药治法熬成膏药敷贴穴位。

4.耳针

可取脾、肾、皮质下、内分泌等穴，留针 20 分钟左右，或用埋针治疗。

5.砭石疗法

(1)阳虚为主者。①砭石温法：先将砭石块放在 50～70 ℃的水中浸泡 1 分钟，擦干后置于患者的背俞穴部位，令患者安静仰卧 30 分钟。每天 1 次，10 次为 1 个疗程。②砭毯温法：将砭毯先置于电热毯上加热至砭毯有温热感(约39 ℃)，患者仰卧于砭毯上30分钟，每天1次，10次为1个疗程。

(2)阳虚水泛者。砭石运水法：将大砭石2块置于45℃温水加热10分钟，取出温砭置于双下肢内侧30分钟。每天1次，7～10天为一个疗程。

(三)西医治疗

大多数甲减缺乏有效的针对病因治疗的方法，目前甲状腺激素替代治疗仍是西医主要的治疗措施，目的是使患者维持正常的甲状腺功能状态。临床上常根据患者的年龄、不同的致病原因、甲状腺功能减退的程度、有无其他疾病等确定具体的给药剂量及疗程。

1.替代治疗

多数甲减患者属于永久性，需终身替代治疗，给予甲状腺素制剂的目的是使患者维持正常的甲状腺功能状态，适应机体代谢需要，纠正各器官功能紊乱，减少并发疾病。近年来一些学者提出针对原发性甲减应当将血清TSH的上限控制在＜3.0 mIU/L，计划妊娠的妇女TSH的上限应当控制在＜2.5 mIU/L；继发于下丘脑和垂体的甲减，则不能以TSH作为治疗指标，而是把血清TT_4、FT_4达到正常范围作为治疗的目标。

(1)常用制剂与剂量：①左甲状腺素($L-T_4$)：系人工合成制剂，半衰期7天，作用时间长而稳定，是临床上治疗甲减的首选。起始剂量25～50 μg/d，以后可每1～2周增加25 μg，直至达到治疗目标，一般维持量为100～150 μg/d，每天服药1次。本药100 μg约相当于甲状腺片60 mg。②甲状腺片：此药由家畜甲状腺提制，为T_3和T_4的混合制剂。因其甲状腺激素含量不恒定，因此治疗效果欠满意。一般开始剂量宜小，对于老年及病情较重的患者，可从每天10～20 mg作为起始剂量。维持量一般为每天40～120 mg。③左三碘甲状腺原氨酸($L-T_3$)是人工合成制剂，半衰期较短，作用较快，因而在常规治疗中不宜作首选药物。最适用于黏液性水肿昏迷的抢救。甲状腺癌及手术切除甲状腺后需定期停药扫描检查者也以$L-T_3$治疗较为方便。替代剂量也宜从小剂量开始。

(2)服药方法及注意事项：起始剂量和达到完全替代剂量所需时间应根据患者年龄、体重和心脏状态确定，即应掌握个体化原则。服药时间最好在饭前服用，与其他药物的服用间隔应当在4小时以上，以免有些药物和食物会影响其吸收和代谢。服药后一般每4～6周复查甲状腺功能，根据检查结果调整药物剂量，直至达到治疗目标。达标后，每6～12个月复查甲状腺功能。

2.亚临床甲减的治疗

(1)如TSH＞10 mIU/L，可给予$L-T_4$替代治疗，治疗的目标和方法与临床甲减一致。

(2)如 TSH 介于 4～10 mIU/L 之间，不主张给予 L-T_4治疗，定期监测血清 TSH 的变化。

3.黏液性水肿昏迷的治疗

(1)紧急处理：①迅速改善通气功能，纠正呼吸浅慢引起的二氧化碳潴留及低氧血症。保持呼吸道通畅，必要时可行气管切开，或插管进行机械通气和给氧。②心电及血压监护。③立即采血标本送检 T_3、T_4、FT_3、FT_4、rT_3、TSH，血常规，血糖，电解质，肝、肾功能，血脂等。④如有低血压或休克，应给予生理盐水或林格液缓慢静脉滴注，一般每天补液以不超过 1000 mL 为宜。补液过多或过快可致脑水肿、心力衰竭。低钠血症明显者，可适当补充 3%高渗氯化钠液。对升压药物应慎用，因甲减患者常对升压药物反应低下，且升压药物与甲状腺激素合用时容易出现心律失常。⑤如有低血糖，立即静脉注射 50%葡萄糖注射液 40～60 mL，继以 5%～10%葡萄糖生理盐水静脉滴注。⑥肾上腺糖皮质激素的使用：甲减昏迷患者肾上腺皮质对应激反应往往不够敏感，再加上使用甲状腺激素后，机体对糖皮质激素的需求增加，故应予补充，尤其是伴有休克者。可静脉滴注氢化可的松 100～200 mg/d，病情缓解后逐渐减量。

(2)甲状腺激素替代治疗：静脉给药可迅速提高血循环中甲状腺激素水平。可用 L-T_4 300～400 μg 立即静脉注射，继以 50～100 μg/d 静脉注射，直至患者清醒后换为口服片剂。如果没有 L-T_4注射剂，可将 L-T_4片剂(每次 50～100 μg，每 4～6 小时 1 次)或干甲状腺素片(每次 30～60 mg，每 4～6 小时 1 次)磨碎后由胃管鼻饲。如果症状无改善，改用 T_3静脉注射，剂量为 10 μg 每 4 小时 1 次，或 25 μg 每 8 小时 1 次。注意有心脏病史者起始剂量宜相应减小。

(3)其他处理及注意事项：①保暖，使体温升高，但体温应逐渐恢复，避免升温过快，因可由于周围血管扩张，血容量不足引起循环衰竭和心律失常。②祛除及治疗诱因，如感染等的防治。③禁用镇静剂和麻醉剂。

4.心脏病患者伴甲减的治疗

足量的甲状腺激素替代治疗可明显减轻冠心病的病情和心血管事件的发生率，但要严防甲状腺激素替代过量。建议开始应用成人剂量的 1/2～1/3，根据甲功情况可逐渐加量至理想剂量。

七、预后与转归

本病的预后与病因及防治条件有关。因服抗甲状腺药物引起的甲状腺功能减退，停药或减量后可以恢复正常；急性或亚急性甲状腺炎及桥本甲状腺炎引起的甲状腺功能减退的早期，中医治疗可以有效改善机体的免疫状态，降低甲状腺过氧化物酶抗体及甲状腺球蛋白抗体，减少其对甲状腺的破坏，从而延缓甚至逆转甲减的进程。其他原因引起者多属永久性，常需终身替代治疗。若失治、误治，正气耗散，虚邪留滞，则会导致虚实夹杂，加重患者病情进而影响患者的生活质量。

黏液性水肿昏迷是甲减的一个严重并发症，若不及时救治，病死率很高，故临床治疗上应给予足够的重视。及时应用中西医结合的各种措施，以挽救患者生命。

第三节 甲状腺炎

甲状腺炎包括一组由免疫因素、感染因素或其他因素所致的甲状腺的炎性改变，其共同特征是甲状腺滤泡结构被破坏。其病因不同，组织学特征各异，临床表现及预后差异较大，患者可以表现为甲状腺功能正常、一过性甲状腺毒症或甲状腺功能减退症，有时在病程中三种功能异常均可发生，部分患者最终发展为永久性甲减。

一、分类

甲状腺炎可按不同方法分类：按发病缓急可分为急性、亚急性及慢性甲状腺炎；按组织病理学可分为化脓性、肉芽肿性、淋巴细胞性、纤维性甲状腺炎；按病因可分为感染性、自身免疫性、放射性甲状腺炎等。以下是临床上较常见的几种类型。

（一）急性甲状腺炎

急性甲状腺炎又称急性感染性甲状腺炎或急性化脓性甲状腺炎。本病可发生在任何年龄，国外统计资料表明多见于20～40岁女性，且以前有甲状腺疾患，尤其有结节性甲状腺肿者易患本病。本病大多数由颈部感染直接波及甲状腺，或是败血症细菌侵入腺体所致，起病急，全身症状明显，常见畏寒、高热，甲状腺部位剧痛、肿大、发热、波动和皮肤发红，白细胞升高等炎症表现。

(二)亚急性甲状腺炎

通常所说的亚急性甲状腺炎是指亚急性疼痛性甲状腺炎，又称亚急性非化脓性甲状腺炎、病毒性甲状腺炎、肉芽肿性甲状腺炎、巨细胞性甲状腺炎等。本病是甲状腺的一种自发缓解性炎症状态，临床上起病形式和严重性不一，病程持续数周至数月，有复发可能。国外文献报道本病占甲状腺疾患的0.5%～6.2%，临床发病率约为4.9/10万，男女发病比例为1.0∶4.3，30～50岁女性为发病高峰。

(三)无痛性甲状腺炎

无痛性甲状腺炎又称亚急性淋巴细胞性甲状腺炎、寂静型甲状腺炎、非典型甲状腺炎等。特点是甲状腺毒症为自限性，组织学表现为淋巴细胞浸润，但有别于慢性淋巴细胞性甲状腺炎。本病大多因自身免疫所引起，与病毒感染无关，是一种自限性过程，淋巴细胞浸润程度较低，不伴生发中心的形成。典型症状表现为甲亢，可见于心动过速、怕热、多汗、疲劳、肌无力、体重下降等，但不存在突眼和黏液性水肿。约半数患者出现甲状腺轻度肿大、质地稍硬、无疼痛。有些因初发的甲状腺毒症不明显，而以甲状腺功能减退为临床表现。本病任何年龄均可发病，发病年龄以30～50岁为多。男女之比为1∶(2～15)。

(四)慢性淋巴细胞性甲状腺炎

慢性淋巴细胞性甲状腺炎(chronic lymphocytic thyroiditis，CLT)又称桥本甲状腺炎(Hashimoto thyroiditis，HT)。除HT以外，自身免疫性甲状腺炎还包括萎缩性甲状腺炎(atrophic thyroiditis，AT)、无痛性甲状腺炎(painless thyroiditis，PT)及产后甲状腺炎(postpartum thyroiditis，PPT)。慢性淋巴细胞性甲状腺炎多见于中年女性，女性患者是男性患者的15～20倍，高发年龄在30～50岁。本病临床表现为甲状腺肿大，早期可无症状，少数患者觉乏力和颈部轻度不适，有时有颈部压迫感，偶有局部疼痛与触痛。随着病程延长，甲状腺组织破坏出现甲减。

(五)其他

如放射性、创伤性甲状腺炎，结核、梅毒、真菌、布氏杆菌和寄生虫感染引起的慢性非化脓性甲状腺炎等，临床上均属罕见。

以上各类型甲状腺炎之间既无直接联系，也不互相转化，各有不同的病因，临床中以亚急性甲状腺炎和慢性淋巴细胞性甲状腺炎多见。

甲状腺炎在中医学中无专有病名，根据其主要临床表现，中医学一般将其归属于“瘿痈”“瘿气”“瘿瘤”范畴。

二、病因病机

(一)中医

中医学认为，甲状腺炎的发生，多由先天禀赋不足，或内有郁火，外感六淫邪毒，或情志内伤、饮食水土失宜，以致气、血、津液运行失调，气血不畅，痰凝血瘀，壅结于颈前而发为本病。

1.病因

(1)素体因素：先天禀赋不足，素体虚弱，正气不足，复因长期精神抑郁或恼怒过度等，均可导致肝失条达，气机郁滞，津聚成痰，痰气交阻颈前，瘿肿乃成。

(2)外感六淫邪毒：风热或风温等邪毒侵袭机体，客于肺胃，又内有郁火，积热循经上扰，夹痰蕴结，壅聚颈前，经脉阻隔，不通则痛而发为本病。

(3)情志内伤：本病发生与情志的关系极为密切，如《诸病源候论·瘿瘤等病诸候·瘿候》载：“瘿者，由忧恚气结所生”。怒伤肝，思伤脾，致肝郁气滞，脾虚痰凝；气行则血行，气滞则血瘀，气滞血瘀痰凝互结颈前而发为本病，正如《济生方·瘿瘤瘰门·瘿瘤论治》说：“夫瘿瘤者，多由喜怒不节，忧思过度，而成斯疾焉。大抵人之气血，循环一身，常欲无滞留之患，调摄失宜，气滞血滞，为瘿为瘤。”

(4)饮食水土失宜：饮食不节或水土失宜损伤脾胃，土壅木郁，气机不畅，气滞血瘀，津聚痰凝而致本病发生。

2.病机

亚急性甲状腺炎的发病与外感六淫，内伤七情以及体质因素有关，起病多由风温邪热袭表，热毒壅盛，灼伤津液，炼液为痰，痰阻气机，血行不畅，或气郁生痰，痰随气逆，最终致气血痰热互结于颈前。随着病情进展及药物治疗，大多数患者正气恢复，毒邪消散，疾病痊愈，部分患者由于病程迁延日久或失治误治，加之素体阳虚阴盛，或先天肾阳不足，损伤后天脾胃，阳证转阴证，出现阳气虚衰，阴寒内盛的表现。

慢性淋巴细胞性甲状腺炎起病缓慢，多由禀赋不足，长期肝气郁结，气血失和，全身脏腑功能失调，导致气滞、痰凝、血瘀，结于颈前而成瘿。临床症状可有不同表现，若肝失条达，气机郁滞日久，则肝郁化火，甚至心火亦亢，表现为机体代谢功能亢进；若肝郁乘脾，脾胃虚弱，甚则脾肾亏虚，出现机体代谢功能减低。在本病的中期及后期，累及于肾，水之运化失常，肝、脾、肾功能相互失调，可出现甲状腺弥漫性肿大，伴气短乏力，面色少华，不耐疲劳，自汗出，纳差等正气亏虚症状，部分患者还可见肢体肿胀、面色萎黄、肢寒、浮肿等脾肾不足，阳气虚衰表现。

总之，本病病位在颈前，与肝胆肺脾等相关，主要病理机制是痰、热、气、瘀壅结。早期病性多属实，邪留日久，损伤正气，可见虚实夹杂之证。

(二)西医

西医认为，亚急性甲状腺炎的病因尚不明确，一般认为其起因为病毒感染。发病前患者常有上呼吸道感染史，发病常随季节变化，且有一定的流行性。在患者血中常有病毒抗体存在，包括腮腺炎病毒、柯萨奇病毒、腺病毒、流感病毒等。但亚急性甲状腺炎的原因是病毒的确实证据尚未找到。患者对病毒存在遗传易患性，资料表明这种遗传易患性与HLA-B35相关。近年来发现本病患者循环中存在直接针对TSH受体的抗体，并证实存在针对甲状腺抗原的致敏T淋巴细胞，所以本病病因不能完全以病毒感染解释，是否有自身免疫异常，尚无定论。

慢性淋巴细胞性甲状腺炎是一种自身免疫性疾病，其发生是遗传和环境因素共同作用的结果。目前公认的病因是自身免疫，主要为1型辅助性T细胞(Th1)免疫功能异常。可与其他自身免疫性疾病如恶性贫血、干燥综合征、慢性活动性肝炎、系统性红斑狼疮(SLE)等并存。患者血清中出现针对甲状腺组织的特异性抗体(TGAb或TPOAb)和甲状腺刺激阻断抗体(TSBAb)等。甲状腺组织中有大量淋巴细胞与浆细胞浸润。促使本病发生的机制迄今尚未明确。可能缘于T淋巴细胞亚群的功能失平衡，尤其是抑制性T淋巴细胞的遗传性缺陷，使其对B淋巴细胞形成自身抗体不能发挥正常抑制作用，由此导致甲状腺自身抗体的形成。抗体依赖性细胞毒作用(ADCC)、抗原抗体复合物激活自然杀伤(NK)细胞作用、补体损伤作用以及Th1型细胞因子的作用均参与了甲状腺细胞损伤的过程。

三、临床表现

(一)亚急性甲状腺炎

1.症状

(1)上呼吸道感染前驱症状：多为急性起病，肌肉疼痛、疲劳、倦怠、咽痛等，体温不同程度升高，起病3～4天达高峰。

(2)甲状腺区特征性疼痛：逐渐或突然发生，程度不等。转颈、吞咽动作可加重，常放射至同侧耳、咽喉、下颌角、颏、枕、胸背部等处。少数患者声音嘶哑、吞咽困难。

2.体征

主要表现为甲状腺肿大:弥漫或不对称轻、中度增大,多数伴结节,质地较硬,触痛明显,无震颤及杂音。甲状腺肿痛常先累及一叶后扩展到另一叶。可伴有颈部淋巴结肿大。

3.常见并发症

大多数患者持续数周或数月可完全缓解,少数迁延1～2年,并留有持久性甲减后遗症,出现面色少华、纳少便溏、浮肿等症状。

4.本病因甲状腺功能变化而有不同的临床表现

(1)甲状腺毒症阶段:发病初期50%～75%的患者体重减轻、怕热、心动过速等,历时3～8周。

(2)甲减阶段:约25%的患者在甲状腺激素合成功能尚未恢复之前进入功能减退阶段,出现水肿、怕冷、便秘等症状。

(3)甲状腺功能恢复阶段:多数患者短时间(数周至数月)恢复正常功能,仅少数成为永久性甲减。有些病例反复加重,持续数月至2年不等。2%～4%复发,极少数反复发作。

(二)慢性淋巴细胞性甲状腺炎

1.症状

本病起病隐袭,早期可无症状,少数患者觉乏力和颈部轻度不适,有时有颈部压迫感,偶有局部疼痛与触痛。常因无意中发现甲状腺肿大而求医。随着病程延长,甲状腺组织破坏出现甲减。患者表现为怕冷、心动过缓、便秘甚至黏液性水肿等典型症状及体征。少数患者可以出现甲状腺相关眼病。

2.体征

甲状腺肿大是本病最突出的临床表现,甲状腺肿大呈弥漫性、分叶状或结节性肿大,质地大多韧硬,与周围组织无粘连。

3.常见并发症

本病多数患者甲状腺功能正常,约20%患者有甲减表现,少数本病患者与Graves病并存,称为桥本甲状腺毒症。血清中存在甲状腺刺激抗体TSAb和TPOAb,组织学兼有慢性淋巴细胞性甲状腺炎和Craves病两种表现。临床上表现为甲亢和甲减交替出现,可能与刺激性抗体或阻断性抗体占主导作用有关。甲亢症状与Graves病类似,自觉症状可较单纯Graves病时轻,需正规抗甲状腺治疗,但治疗中易发生甲减;也有部分患者的一过性甲状腺毒症源于甲状腺滤泡破坏,甲状腺激素释放入血所致。本病患者也可同时伴有其他自身免疫性疾病。

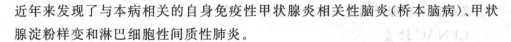

近年来发现了与本病相关的自身免疫性甲状腺炎相关性脑炎(桥本脑病)、甲状腺淀粉样变和淋巴细胞性间质性肺炎。

四、实验室和其他辅助检查

(一)亚急性甲状腺炎

1.红细胞沉降率

病程早期增快,>50 mm/h 时对本病是有利的支持。

2.甲状腺功能及摄碘率

甲状腺毒症期呈现血清 T_4、T_3 浓度升高,甲状腺摄碘率降低(常低于 2%)的双向分离现象。随着甲状腺滤泡上皮细胞破坏加重,出现一过性甲减,T_4、T_3 浓度降低,TSH 水平升高。而当炎症消退,甲状腺滤泡上皮细胞恢复,甲状腺激素水平和甲状腺摄碘率逐渐恢复正常。

3.甲状腺细针穿刺和细胞学(FNAC)检查

早期典型细胞学涂片可见多核巨细胞、片状上皮样细胞、不同程度炎性细胞;晚期往往见不到典型表现。

4.甲状腺核素扫描

早期甲状腺无摄取或摄取低下对诊断有帮助。

5.其他

早期白细胞计数可增高。

(二)慢性淋巴细胞性甲状腺炎

1.血清甲状腺激素和 TSH

根据甲状腺破坏的程度可以分为三期。早期仅有甲状腺自身抗体阳性,甲状腺功能正常;以后发展为亚临床甲减(FT_4 正常,TSH 升高),最后表现为临床甲减(FT_4 减低,TSH 升高)。部分患者可出现甲亢与甲减交替的病程。

2.甲状腺自身抗体

TGAb 和 TPOAb 滴度明显升高是本病的特征之一。尤其在出现甲减以前,抗体阳性是诊断本病的唯一依据。日本学者发现 TPOAb 的滴度与甲状腺淋巴细胞浸润的程度密切相关。TGAb 具有与 TPOAb 相同的意义,文献报道本病 TGAb 阳性率为 80%,TPOAb 阳性率为 97%。但年轻患者抗体阳性率较低。

3.甲状腺超声检查

桥本甲状腺炎显示甲状腺肿,回声不均,可伴多发性低回声区域或甲状腺结节。萎缩性甲状腺炎则呈现甲状腺萎缩的特征。

4.FNAC 检查

诊断本病很少采用，但具有确诊价值，主要用于 HT 与结节性甲状腺肿等疾病相鉴别。

5.甲状腺核素显像

可显示不规则浓集与稀疏，或呈“冷结节”改变。本项目非桥本甲状腺炎患者的常规检查。

五、诊断要点

（一）亚急性甲状腺炎

根据急性起病、发热等全身症状及甲状腺疼痛、肿大且质硬，结合 ESR 显著增快，血清甲状腺激素浓度升高与甲状腺摄碘率降低的双向分离现象可诊断本病。

（二）慢性淋巴细胞性甲状腺炎

凡是弥漫性甲状腺肿大，质地较韧，特别是伴峡部锥体叶肿大，不论甲状腺功能有否改变，均应怀疑慢性淋巴细胞性甲状腺炎。如血清 TPOAb 和 TGAb 阳性，诊断即可成立。FNAC 检查有确诊价值。伴临床甲减或亚临床甲减进一步支持诊断。

六、治疗

亚急性甲状腺炎治疗目的是控制症状，消除甲状腺肿大和预防复发。西医治疗对减轻甲状腺疼痛、退热有良好的疗效。中医治疗疗效确切，对防止复发有帮助。慢性淋巴细胞性甲状腺炎治疗目的是改善症状，防止或延缓甲减的发生。如果甲状腺功能正常，则以随访为主。仅甲状腺肿大而无甲减，一般无须治疗。对甲状腺功能减退，西医予甲状腺素替代治疗起效快；中医药则可全面调理，明显改善全身症状，且药性温和，无明显的不良反应。中西医结合治疗甲状腺炎可取长补短，标本兼治，提高疗效。

（一）辨证治疗

甲状腺炎早期病性多属实，此时宜祛邪为主，治法多以清热解毒、利咽散结、疏肝理气、化痰活血为主。随着病情进展及药物治疗，邪留日久，损伤正气，可见虚实夹杂之证，当扶正与祛邪并用，出现阳气虚衰，或阴液不足的表现，多采用温阳益气，或滋阴健脾，兼以化痰、理气、祛瘀、散结等法。

1.急性甲状腺炎

(1)风火热毒。

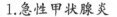

证候特点:发热恶寒,咽痛,颈部肿胀,红肿疼痛,面颊红赤,口干烦躁,食欲不振,汗多,手颤,舌质红,苔黄,脉数。

治法:疏风清热,泻火解毒。

推荐方剂:银翘散合五味消毒饮加减。

基本处方:金银花 12 g,连翘 12 g,荆芥 12 g,牛蒡子 12 g,桔梗 15 g,薄荷 6 g(后下),野菊花 12 g,紫花地丁 12 g,蒲公英 30 g,大青叶 30 g,淡竹叶 15 g,甘草 6 g。水煎服,每天 1 剂。

加减法:咽喉肿痛甚者,加射干 15 g、山豆根 15 g 清热利咽;热甚者加牡丹皮 12 g、栀子 15 g、黄芩 15 g 清热凉血;颈痛较甚者,加制乳香 15 g、制没药 15 g,以通行气血止痛。

(2)肝胆蕴热。

证候特点:颈部肿胀、疼痛较甚,头痛咽干,烦躁易怒,精神紧张,口苦,失眠,大便秘结,小便赤,舌红苔黄,脉弦数。

治法:疏肝泻热,散结止痛。

推荐方剂:龙胆泻肝汤加减。

基本处方:龙胆草 12 g,栀子 15 g,柴胡 12 g,黄芩 15 g,车前草 30 g,泽泻 15 g,生地黄 18 g,浙贝母 15 g,牡蛎 30 g(先煎)。水煎服,每天 1 剂。

加减法:若急躁易怒甚,胸胁胀满者加夏枯草 30 g、郁金 15 g 疏肝解郁;颈部肿痛甚者加牡丹皮 12 g、赤芍 15 g、丹参 20 g 凉血活血消肿;颜面潮红者加白芍 20 g 柔肝养阴。

(3)气郁痰凝。

证候特点:胸胁胀满或隐痛,颈部胀痛,疼痛不甚,头晕目眩,心胸痞闷,恶心纳少,舌红苔黄腻,脉弦滑。

治法:理气化痰,散结活血。

推荐方剂:柴胡舒肝散合温胆汤加减。

基本处方:柴胡 12 g,赤芍 15 g,陈皮 10 g,川芎 15 g,枳壳 15 g,香附 12 g,茯苓 15 g,法半夏 12 g,竹茹 15 g,甘草 6 g,丹参 15 g,浙贝母 15 g。水煎服,每天 1 剂。

加减法:若颈肿者加夏枯草 30 g、牡蛎 30 g 散结消结;恶心痞闷者加生姜 9 g、瓜蒌 15 g 降逆消痞;胸胁满甚者加川楝子 15 g、郁金 15 g 疏肝理气;头晕目眩甚者加菊花 15 g、天麻 15 g，止晕定眩。

(4)阴虚火旺。

证候特点：潮热盗汗，咽干，五心烦热，烦躁不寐，遗精梦多，颈部肿痛，腰膝酸软，舌红少苔，脉细数。

治法：养阴清热，散结止痛。

推荐方剂：六味地黄汤合一贯煎加减。

基本处方：生地黄 18 g，山茱萸 12 g，茯苓 15 g，怀山药 15 g，牡丹皮 12 g，泽泻 18 g，沙参15 g，麦门冬 15 g，川楝子 15 g，枸杞子 15 g，浙贝母 15 g。水煎服，每天 1 剂。

加减法：若潮热盗汗甚者加龟甲 30 g、鳖甲 30 g 养阴清热；遗精、梦交频繁者加锻龙骨 30 g、锻牡蛎 30 g 重镇固摄；烦躁不寐者加酸枣仁 15 g 养心安神；颈部肿痛甚者加夏枯草 30 g、荔枝核 15 g，散结止痛。

(5)脾肾阳虚。

证候特点：形寒肢冷，腰膝酸软，面色无华，语怯神疲，纳少便溏，水肿，女子闭经，男子阳痿，舌淡苔白，脉沉细。

治法：温补脾肾。

推荐方剂：八味肾气丸加味。

基本处方：熟地黄 15 g，山茱萸 12 g，茯苓 15 g，怀山药 15 g，牡丹皮 12 g，泽泻 18 g，桂枝15 g，熟附子 12 g，黄芪 30 g，杜仲 15 g，巴戟天 15 g。水煎服，每天 1剂。

加减法：若纳少便溏甚者加砂仁 10 g、白术 15 g、党参 20 g 健脾燥湿；浮肿甚者加猪苓 15 g 利水消肿；腰膝酸软者加桑寄生 30 g、淫羊藿 15 g，温肾壮阳。

2.慢性淋巴细胞性甲状腺炎

(1)痰瘀凝结。

证候特点：甲状腺肿大，质地较硬，或有疼痛，疲倦乏力，纳呆欲吐，舌质黯，或有瘀斑瘀点，苔白腻，脉细涩。

治法：行气化痰，活血消瘿。

推荐方剂：二陈汤合桃红四物汤加减。

基本处方：当归 15 g，赤芍 10 g，川芎 10 g，桃仁 10 g，红花 10 g，郁金 15 g，法半夏 15 g，茯苓 15 g，浙贝母 15 g。水煎服，每天 1 剂。

加减法：肝郁化火，心烦易怒者加牡丹皮 15 g、栀子 10 g、龙胆草 10 g 清泻肝热；颈瘿肿大明显者加川楝子 10 g、夏枯草 20 g 散结消瘿。若局部较韧或较硬，经久不消者，选加莪术、三棱、蜈蚣、全蝎、土鳖虫等活血化瘀。

(2)肝郁脾虚。

证候：甲状腺肿大或萎缩，胸胁苦闷，善太息，纳差便溏，舌质淡黯，苔白腻，脉弦滑。

治法：疏肝健脾，行气化痰。

推荐方剂：逍遥散加减。

基本处方：柴胡 10 g，白芍 15 g，陈皮 10 g，当归 10 g，枳壳 15 g，茯苓 15 g，白术 15 g，怀山药 15 g，川楝子 5 g，郁金 15 g。水煎服，每天 1 剂。

加减法：气虚者加黄芪 30 g、党参 15 g；甲状腺结节者加海藻 10 g、穿山甲 10 g；阳虚者加熟地 15 g、鹿角胶 15 g；血瘀者加川芎 15 g、赤芍 15 g；痰凝者加陈皮 10 g、白芥子 12 g；纳差者加焦山楂 30 g、焦麦芽 30 g。胸胁胀满甚者加佛手15 g、枳实 15 g，行气理气。

(3)肝肾阴虚。

证候特点：颈下瘿肿，坚韧无痛，虚烦不寐，唇舌干燥，潮热盗汗，腰膝酸软，男子遗精，女子经少或经闭，心悸，舌红少苔，脉细数。

治法：滋补肝肾，软坚消瘿。

推荐方剂：杞菊地黄丸加减。

基本处方：枸杞子 15 g，野菊花 12 g，生地黄 15 g，茯苓 15 g，怀山药 15 g，牡丹皮 12 g，泽泻 15 g，山茱萸 12 g，夏枯草 15 g，麦门冬 15 g，沙参 15 g。水煎服，每天 1 剂。

加减法：若阴虚火旺者加知母 15 g、地骨皮 20 g、黄柏 15 g 滋阴降火；若颈瘿肿大甚者加龟甲 30 g、鳖甲 30 g 养阴散结；遗精频繁者加金樱子 15 g，涩精固摄。

(4)脾肾阳虚。

证候特点：颈下瘿肿，面色苍白，形寒肢冷，腰膝酸软，头晕目眩，男子阳痿，女子闭经，纳少懒言，颜面四肢浮肿，舌质淡，苔白，脉沉细。

治法：温补脾肾。

推荐方剂：八味肾气丸加减。

基本处方：桂枝 12 g，熟附子 12 g，熟地黄 18 g，山茱萸 12 g，茯苓 15 g，怀山药 15 g，牡丹皮 12 g，泽泻 15 g，黄芪 30 g，淫羊藿 15 g。水煎服，每天 1 剂。

加减法：畏寒肢冷、腰膝酸冷加桑寄生 30 g，温肾壮阳；浮肿甚者可加猪苓 15 g，车前草 30 g 利水消肿；头晕目眩者可加当归 15 g，补血活血。

(二)其他治疗

1.中成药

(1)雷公藤片:功能祛风除湿,改善血液循环,缓解疼痛,减轻炎症反应。适应证:对亚急性甲状腺炎和慢性淋巴细胞性甲状腺炎均有效。一次1~2片,每天2~3次。

(2)逍遥丸:功能疏肝理气。适用于属肝郁气滞型患者。每次6 g,每天3次。

(3)六味地黄丸、杞菊地黄丸、知柏地黄丸:功能养阴清热,适用于属阴虚内热者,根据内热程度酌情选用。每次6 g,每天3次。

(4)金匮肾气丸:功能温肾助阳。适用于肾阳虚者。每次6 g,每天3次。

(5)金水宝胶囊:功能补益肺肾、秘精益气。用于肺肾两虚或肾阴阳两虚者。每次3粒,每天3次。4周为一个疗程。

(6)清开灵注射液:功能清热解毒,化痰通络。适用于亚急性甲状腺炎。20~30 mL加入0.9%生理盐水250 mL或5%葡萄糖注射液250 mL中静脉滴注,每天1次。

(7)痰热清注射液:功能清热,解毒,化痰。适用于亚急性甲状腺炎。20~30 mL加入0.9%生理盐水250 mL或5%葡萄糖注射液250 mL中静脉滴注,每天1次。

2.针灸

(1)热毒壅盛:选大椎、风池、外关、合谷为主加减,以凉泻手法针刺,留针5~15分钟。功能:疏风清热,通络止痛。

(2)肝胆蕴热:选大椎、外关、太冲、阳陵泉、气舍等穴,采用凉泻手法针刺,留针5~15分钟。功能:疏肝泻热、通络止痛。

(3)肝郁气滞痰凝:选肝俞、气舍、水突、太冲、膈俞为主穴加减,采用平补平泻法针刺,留针15~30分钟,功能:疏肝理气化痰,通络散结。

(4)阴虚火旺:选肝俞、肾俞、太冲、阳陵泉、心俞等穴,用补法针刺留针15~30分钟。功能:滋阴清热,行气散结。

(5)肾阳虚:选水突、肾俞、脾俞、足三里、关元为主穴加减,用补法针刺,留针15~30分钟,同时施艾灸或附子饼灸。功能:温补脾肾。

3.药物敷贴

(1)亚急性甲状腺炎:四黄散调蜜配羚羊角粉(疼痛明显可配新癀片)外敷甲状腺每天1~2次,每次20~30分钟。功能:凉血化瘀、消肿止痛。

(2)甲状腺肿大或疼痛:取新鲜蒲公英、仙人掌、夏枯草各30 g,捣烂如泥,敷于甲状腺处。可散结活血消瘿。

(三)西医治疗

1.亚急性甲状腺炎

(1)早期治疗以减轻炎症反应及缓解疼痛为目的。轻症可用乙酰水杨酸(1～3 g/d,分次口服)、非甾体抗炎药(如吲哚美辛75～150 mg/d,分次口服)或环氧酶-2抑制剂。糖皮质激素适用于疼痛剧烈、体温持续显著升高、水杨酸或其他非甾体抗炎药治疗无效者,可迅速缓解疼痛,减轻甲状腺毒症症状。初始泼尼松20～40 mg/d,维持1～2周,根据症状、体征及ESR的变化缓慢减少剂量,总疗程6～8周以上。过快减量、过早停药可使病情反复,应注意避免。停药或减量过程中出现反复者,仍可使用糖皮质激素,同样可获得较好效果。

(2)甲状腺毒症明显者,可以使用β受体阻滞剂。由于本病并无甲状腺激素过量生成,故不使用抗甲状腺药物治疗。

(3)甲状腺激素用于甲减明显、持续时间久者;但由于TSH降低不利于甲状腺细胞恢复,故宜短期、小量使用;永久性甲减需长期替代治疗。

2.慢性淋巴细胞性甲状腺炎

(1)随诊观察。①甲状腺功能正常者。②合并亚临床甲减,TSH:<10 mIU/L者。一般主张每半年到1年随访1次,主要检查甲状腺功能,必要时可行甲状腺超声检查。

(2)病因治疗:目前尚无针对病因的治疗方法。提倡低碘饮食。文献报道左甲状腺素($L\text{-}T_4$)可以使甲状腺抗体水平降低,但尚无证据说明其可以阻止本病病情的进展。

(3)甲状腺激素(主要是$L\text{-}T_4$)替代治疗:①合并亚临床甲减,TSH:≥10 mIU/L者。②合并临床甲减者。

(4)合并甲亢者:一般不用抗甲状腺药物,为控制甲亢症状可应用β受体阻滞剂。个别甲亢症状不能控制者可适当应用小剂量抗甲状腺药物,但时间不宜过长,并根据甲状腺功能监测情况及时调整剂量或停药,以免导致严重甲减。

(5)甲状腺肿的治疗:对于没有甲减者,$L\text{-}T_4$可能具有减小甲状腺肿的作用,对年轻患者效果明显。甲状腺肿大显著、疼痛、有气管压迫,经内科治疗无效者,可以考虑手术切除。术后会发生甲减,需要甲状腺激素长期替代治疗。

第四节　结节性甲状腺肿

结节性甲状腺肿是一种常见的甲状腺疾病，是由于甲状腺非炎症性和非肿瘤性因素阻碍甲状腺激素合成，导致垂体前叶分泌多量促甲状腺激素，使甲状腺代偿性肿大，称为单纯性甲状腺肿。如病灶持续存在或反复恶化与缓解交替时，甲状腺滤泡上皮由普遍性增生转变为局灶性增生，部分区域则出现退行性变，最后由于长期的增生性病变和退行性病变反复交替，腺体内出现不同发展阶段的结节，称为结节性甲状腺肿。结节性甲状腺肿实际上是单纯性甲状腺肿自然演变的一种晚期表现。结节性甲状腺肿可分为单结节甲状腺肿和多结节甲状腺肿。在多结节甲状腺肿的基础上，根据有无甲状腺功能亢进（甲亢）又可分为：非毒性多结节性甲状腺肿和毒性多结节性甲状腺肿。本病患病率为4%，女性发病率明显高于男性。流行病学的研究表明在碘充足的地方，男女患结节性甲状腺肿的比例大约为1∶5。

结节性甲状腺肿属于中医“瘿病”“肉瘿”“瘿瘤”等范畴。

一、病因病机

（一）中医

结节性甲状腺肿中医主要病因是情志内伤、饮食及水土失宜导致肝脾功能受损，肝郁气滞，脾失健运，水湿运化失常，聚而成痰；气机郁滞、痰浊内停引起血行不畅，凝滞成瘀。气滞、痰浊、瘀血随经络而行，留注于结喉，聚而成形，乃成瘿。

1.病因

（1）情志内伤：由于长期郁忿恼怒或忧思郁虑，使气机郁滞，气为血之帅，气行则血行，一旦气机郁滞不去，郁久则造成血行不畅而成瘀。而肝旺反侮脾土，脾运化失司，水湿运化失其常规，清气不升，浊阴不降，水湿内停则为痰为饮，气机的郁滞是产生瘀血、痰浊的基础。气滞痰凝、瘀血阻滞，壅结颈前，形成瘿瘤。正如《济生方·瘿瘤论治》中提到：“夫瘿瘤者，多由喜怒不节，忧思过度，而成斯疾焉。大抵人之气血，循环一身，常欲无滞留之患，调摄失宜，气滞血滞，为瘿为瘤”。《诸病源候论》：“瘿者由忧恚气结所生”“动气增患”。

（2）饮食失调：饮食失调既影响脾胃运化功能，导致脾失健运，不能运化水湿，聚湿成痰；也可以影响气血的正常运行，致气滞血瘀，痰气瘀结颈前而发为瘿瘤。

(3)水土失宜：因居位高山地区，易感受山岚瘴气；或久饮沙水，而使瘴气及沙水入脉中，搏结颈下而成瘿瘤。《杂病源流犀烛·颈项病源流》中提到“西北方依山聚涧之民，食溪谷之水，受冷毒之气，其间妇女，往往生结囊如瘿。”《圣济总录·瘿瘤门》指出“山居多瘿颈，处险而瘿也。”

2.病机

(1)气郁痰阻：情志内伤，肝失疏泄，肝郁气滞，气滞不能行津，津凝痰聚；肝旺克脾土，脾运化水湿功能失常，聚而成痰，痰气交阻壅聚颈前成瘿。

(2)痰结血瘀：肝郁犯脾，脾失健运，痰湿凝聚；气滞则血瘀，痰湿阻滞亦导致血行不畅，痰瘀互结随经络而行，留注于结喉颈前而发为瘿。

(3)气阴两虚：痰气郁结日久可化火，火热内盛，耗气伤阴，加之肝克脾土，脾失健运，气血津液化生不足，后期导致气阴两虚，形成气阴两虚、痰瘀互结虚实夹杂之证。

(二)西医

1.缺碘

缺碘是地方性甲状腺肿大的主要原因。流行地区的土壤、水和食物中的碘含量和甲状腺肿大的发病率成反比，碘化食盐可以预防甲状腺肿大等事实均可证明缺碘是引起甲状腺肿大的重要原因。另外，机体对甲状腺激素的需要量增多可引起相对性碘不足比，如生长发育期、怀孕、哺乳、寒冷、感染、创伤和精神刺激等可加重或诱发。

2.高碘

过量摄入的碘导致过氧化物酶的功能基因过多占用，从而影响酪氨酸碘化，碘的有机化过程受阻，甲状腺代偿性肿大。

3.致甲状腺肿大物质

十字花科类蔬菜含有硫脲类致甲状腺肿大物质，可以阻止甲状腺激素合成的物质，引起甲状腺肿大。药物如硫氰化钾、过氯酸钾、对氨基水杨酸、硫脲嘧啶类、磺胺类、保泰松、秋水仙素等可妨碍甲状腺素合成，从而引起甲状腺肿大。

4.遗传因素

流行病学、家系研究以及双胞胎的研究结果均提示遗传易感性在结节性甲状腺肿发病中起到一定作用。

5.酶缺陷

家族性甲状腺肿大的致病原因在于遗传性酶的缺陷，造成激素合成障碍，如缺乏过氧化酶、脱碘酶，影响甲状腺素的合成，或缺乏水解酶，使甲状腺激素从甲状腺球蛋白分离和释放入血发生困难，均可导致甲状腺肿。

6.甲状腺激素受体缺陷

甲状腺激素受体对甲状腺激素不敏感，出现甲状腺激素相对不足，甲状腺为了适应更多激素需要而代偿性肿大。

7.细胞因子

胰岛素样生长因子可刺激甲状腺细胞的蛋白质和DNA合成，促进甲状腺细胞增殖、分化，对甲状腺功能也有直接或间接的刺激功能。表皮生长因子是甲状腺生长的重要细胞因子，在结节性甲状腺肿患者血清中增加。

8.细胞调亡减少

在甲状腺结节的形成中起作用。研究发现患者的甲状腺组织中都存在细胞凋亡。但在正常甲状腺细胞中未见这种现象。

二、临床表现

结节性甲状腺肿患者有长期单纯性甲状腺肿的病史，由早期甲状腺弥漫性肿大，缓慢进展，数年后肿大加剧，并形成结节。多数患者早期无明显不适，甲状腺触诊呈结节状肿大，甲状腺肿大程度不一，多不对称，早期可能只有一个结节，多为多发性结节，大小不等，结节质软或硬，光滑，无触痛。由于甲状腺结节性质、大小以及生长部位不同，其临床表现也不一致。

(一)症状与体征

1.结节质地坚硬

结节性甲状腺肿结节纤维组织增生、骨化和钙化，这种情况下结节性甲状腺肿查体甲状腺区触诊质地坚硬。

2.甲状腺突然增大伴疼痛

如果结节性甲状腺继发出血形成囊肿，可出现甲状腺肿大伴疼痛。结节突然增大，触诊柔软、囊性感或因张力较大而硬韧有弹性。症状可于几日内消退，增大的肿块可在几周或更长时间内减小。

3.甲状腺毒血症

自主性高功能性结节可引起甲状腺功能亢进表现，称为毒性结节性甲状腺肿(toxic multinodular goiter)或称Plummer病。甲状腺自主性功能的形成可能与促甲状腺激素诱导细胞分裂时 gsp 肿瘤基因突变有关，该基因激活细胞膜上 Gs 蛋白，导致甲状腺细胞增生和功能亢进。患者有乏力、体重下降、心悸、心律失常、怕热多汗、易激动等症状，但甲状腺局部无血管杂音及震颤，突眼少见。老年患者症状常不典型。

4.甲状腺肿增大较快，局部触诊质地坚硬

如果结节性甲状腺肿的结节癌变，局部触诊癌变结节坚硬，不活动，多为滤泡癌或未分化癌。组织成纤维细胞因子 FGF-1、FGF-2 和 FGFR-1 在结节性甲状腺肿表达增加，可能导致甲状腺增生和生长失控。抑制内源性 TSH 可能使癌变机会减少，以往有头颈放射治疗史的患者发生率增加。

(二)并发症

较大的结节性甲状腺肿或者胸骨后甲状腺肿，对周围组织有压迫，可有喉部的紧缩感以及相关组织、器官被压迫引起的临床表现。

1.气管压迫

尤其胸骨后甲状腺肿，气管受压，有喉部紧缩感，慢性刺激性干咳，呼吸不畅，当气管严重受压时患者呼吸困难，颈部过伸或仰卧时尤为明显。气管可出现狭窄、弯曲移位或软化。

2.食管压迫

巨大甲状腺可伸入食管与气管之间，引起吞咽困难。

3.喉返神经压迫

出现声音嘶哑，但此种情况更多见于甲状腺恶性病变，声带麻痹则可见于良性结节。

4.颈交感神经压迫

出现 Horner 综合征，表现为一侧瞳孔变小、眼球下陷、眼睑下垂。

5.上腔静脉压迫

胸骨后甲状腺肿大可压迫上腔静脉，引起上腔静脉综合征，出现头面部及一侧上肢浮肿，面部青紫。胸廓入口狭窄时上肢和头颈静脉回流受阻，胸前浅静脉扩张，Pemberton 征阳性，即手臂抬高时上腔静脉阻塞现象加重。

三、实验室和其他辅助检查

(一)实验室检查

1.甲状腺激素测定

结节性甲状腺肿甲状腺激素水平通常是正常的，但如果出现某些恶性甲状腺结节患者其甲状腺功能可有改变，晚期多有甲状腺功能减退。如果是自主性高功能性结节，其 T_3、T_4 水平可以升高，TSH 降低。

2.抗甲状腺抗体测定

甲状腺球蛋白抗体（TGAb）和抗甲状腺过氧化物酶抗体（TPOAb）阴性或低度阳性。

3.血清甲状腺球蛋白

缺碘时甲状腺细胞转换率升高，甲状腺球蛋白入血，血甲状腺球蛋白升高，为衡量碘缺乏的敏感指针，甲状腺球蛋白超过 20 μg/L 可能反映摄碘不足。

4.尿碘测定

尿碘排泄减少，一般低于 100 ng/L。

（二）辅助检查

1.甲状腺彩超

通过彩超检查明确结节的性质、大小、数量、位置、形态、边缘、回声强弱以及是否有钙化点，结节周围和内部是否有血流信号及其特征，颈部淋巴结是否肿大及其形态等。当发现为实性结节病灶形态不规则、边界欠清晰、病灶呈混合性回声、结节内有密集不规则微小钙化、结节周围有明显晕环、病灶血流丰富且以内部血流为主和伴发颈部淋巴结肿大等提示结节可能为恶性，需进一步检查。

2.放射性核素显像检查

常用的甲状腺扫描有 ^{131}碘（^{131}I）扫描和 99 锝（^{99m}Tc）扫描。甲状腺结节对碘的摄取能力不同，图像不同而分类，^{99m}Tc 可像碘一样被甲状腺所摄取，但不能转化。根据摄取核素的多寡，可将甲状腺结节划分为热结节、温结节和冷结节。热结节多见于自主性高功能性甲状腺结节或腺瘤。温结节多为甲状腺腺瘤，但也可见于甲状腺癌，且多为分化较好的甲状腺癌。冷结节可见于多种甲状腺良性病变，但约 10％可能为恶性。

3.摄 ^{131}I 率

结节性甲状腺肿摄 ^{131}I 率正常或者增高，但与甲状腺功能亢进不同，无高峰前移。摄 ^{131}I 率可被 T_3 抑制，当有自主性高功能性结节时则不受 T_3 抑制。

4.CT、磁共振

有利于胸骨后甲状腺肿的诊断。有利于判断甲状腺结节与周围组织、器官的关系。对于临床不能确定的甲状腺结节性质，而患者又不接受穿刺或其他侵入性检查者，条件允许时亦可考虑 PET-CT 或者 CT 检查。

5.甲状腺细针穿刺细胞病理学检查

应用细针针吸活检术检查,对甲状腺结节的诊断有一定价值,比较安全,国外将其作为基本常规检查。穿刺结果有助于判断手术治疗指征。细针活检细胞病理学检查如果不能确定诊断,还可用粗针再穿刺活检进行组织病理学检查,其结果可能更加准确,但损伤较大。

四、诊断要点

(一)临床表现

疾病早期,通常无明显临床表现,随着病情进展,结节增大时可出现颈前肿大。当出现结节继发性出血时可出现疼痛及结节突然增大。甲状腺肿大明显或者胸骨后甲状腺压迫周围组织时可出现相应器官压迫临床表现。如气管受压,出现呼吸不畅,当气管严重受压时患者呼吸困难,颈部过伸或仰卧时尤为明显;压迫食管出现吞咽困难;压迫喉返神经引起声音嘶哑;压迫上腔静脉时出现上腔静脉综合征;压迫颈交感神经时出现 Horner 综合征。

(二)体格检查

正常人甲状腺重为 15～25 g,当甲状腺重量超过 35 g 时,望诊能见甲状腺外形,消瘦者更明显。根据甲状腺肿的程度不同,临床上按Ⅰ、Ⅱ、Ⅲ度进行具体描述。如果结节继发性出血,局部可有触痛。

(三)辅助检查

1.甲状腺彩超

可以确定甲状腺大小、结节大小、数量、囊性、实性抑或囊实混合性病变。

2.^{131}I 扫描

可以确定结节的摄碘功能。热结节提示结节的摄取功能强,其 99%为良性,多见于自主性高功能性甲状腺结节或腺瘤。温结节多为甲状腺腺瘤,但也可见于甲状腺癌,且多为分化较好的甲状腺癌。冷结节可见于多种甲状腺良性病变,但约 10%可能为恶性。

3.细针穿刺细胞病理学检查

有助鉴别诊断结节的良恶性。穿刺结果有助于判断手术治疗指征,其细胞学准确度达50%～97%。

4.CT、磁共振检查

确定有无胸骨后甲状腺肿。并可以了解甲状腺与周围组织、器官的关系,有无并发症。

五、治疗

药物治疗对结节性甲状腺肿效果较差，所以治疗多倾向于手术切除，但容易导致过度治疗或者引起适得其反的效果，造成患者甲状腺功能低下。中医对结节性甲状腺肿的治疗优势在于避免手术带来的创伤、术后甲状腺功能低下，以及西药治疗的不良反应。但仅对于结节性甲状腺肿早、中期，如果甲状腺肿大明显，出现局部压迫症状，治疗仍首选手术治疗。中医治疗需辨证内服中药及外用药贴敷治疗、针灸等综合疗法一起配合才能达到最佳治疗效果。单纯中药内服效果较慢。

(一)辨证治疗

本病治疗应针对气滞、痰凝、瘀血，分别采用理气、化痰、活血化瘀等治法，使气机调畅、痰瘀消散而瘿肿乃散。

1.气郁痰阻

证候特点：颈前喉结一侧或者双侧肿块呈圆形或者卵圆形，不红不热，随吞咽动作上下移动，一般患者无明显全身症状，间或有胸胁胀痛，经前乳房胀痛，如肿块过大可出现呼吸不畅或者吞咽不利。舌淡，苔薄腻，脉弦滑。

治法：理气解郁，化痰软坚。

推荐方剂：逍遥散合四海舒郁丸加减。

基本处方：柴胡 10 g，当归 10 g，茯苓 15 g，白芍 15 g，白术 20 g，甘草 6 g，薄荷 15 g，海藻 30 g，昆布 15 g，海螵蛸 10 g，浙贝母 10 g。每天 1 剂，水煎服。

加减法：气滞痰阻，胸闷不舒，加香附 10 g、枳壳 10 g、瓜蒌 15 g 以理气化痰；肝郁气滞，胸胁胀痛，加香附 10 g、延胡索 10 g、川楝子 10 g 以疏肝理气；热邪壅滞，咽部不适、声音嘶哑，加桔梗 10 g、牛蒡子 10 g、木蝴蝶 10 g、射干 10 g，以清热利咽。

2.痰结血瘀

证候特点：颈前喉结两旁肿块，按之较硬，肿块经久不消，咽部堵塞感，胸闷不适，舌质黯或紫，苔薄白或白腻，脉弦或涩。

治法：理气活血，化痰散结。

推荐方剂：海藻玉壶汤加减。

基本处方：海藻 15 g，昆布 10 g，浙贝母 15 g，法半夏 10 g，青皮 6 g，陈皮 10 g，当归 10 g，川芎 10 g，连翘 10 g，甘草 6 g。每天 1 剂，水煎服。

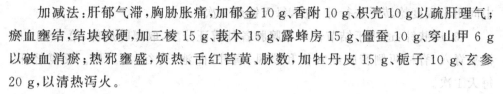

加减法：肝郁气滞，胸胁胀痛，加郁金 10 g、香附 10 g、枳壳 10 g 以疏肝理气；瘀血壅结，结块较硬，加三棱 15 g、莪术 15 g、露蜂房 15 g、僵蚕 10 g、穿山甲 6 g 以破血消瘀；热邪壅盛，烦热、舌红苔黄、脉数，加牡丹皮 15 g、栀子 10 g、玄参 20 g，以清热泻火。

3.气阴两虚

证候特点：颈前肿块柔软，随吞咽动作上下移动，常伴有倦怠乏力，烦躁，心悸汗出，失眠多梦，消谷善饥，形体消瘦，舌红苔薄，脉弦。

治法：益气养阴，软坚散结。

推荐方剂：生脉散合海藻玉壶汤加减。

基本处方：党参 10 g，麦冬 20 g，五味子 5 g，当归 10 g，茯苓 15 g，白术 20 g，甘草 6 g，海藻 15 g，昆布 15 g，浙贝母 15 g，法夏 10 g，陈皮 10 g。每天 1 剂，水煎服。

加减法：脾胃运化失调，大便次数增多，加薏苡仁 20 g、怀山药 20 g、麦芽 20 g以健脾祛湿；肾阴不足，耳鸣、腰膝酸软，加龟甲 20 g、桑寄生 20 g、怀牛膝 30 g、女贞子 15 g 以补肾养阴；脾肾亏虚，疲乏无力，月经量少，加黄芪 30 g、太子参 15 g、山茱萸 20 g、枸杞子 15 g、熟地黄 20 g，以健脾补肾。

(二)其他治疗

1.中成药

(1)消瘿丸：功效为散结消瘿，适用于瘿瘤初起。每次 1 丸，每天 3 次，饭前服。

(2)五海瘿瘤丸：功效为化痰软坚，理气活血，散结消肿。适用于痰凝气滞，而热象不显之瘿瘤、瘰疬、痰核，如甲状腺肿、甲状腺腺瘤、结节性甲状腺肿等。每次 1 丸，每天 3 次。

(3)消瘿顺气散：功效为平肝顺气，化瘰消瘿。适用于瘿瘤瘰疬，结核坚硬，经久不消者。每次 6 g，每天 2 次。

(4)消瘿五海丸：功效为散结消瘿，活血化瘀。适用于瘿瘤初起，肉色不变，渐长渐大。每次 1 丸，每天 2 次。

2.针灸

(1)特定穴治疗：适用于结节性甲状腺肿各种辨证分型。取定喘穴，针刺用泻法。每天 1 次，15 天为 1 个疗程。

(2)体针：适用于结节性甲状腺肿各种辨证分型，取穴瘿肿局部、天突、合谷、足三里、三阴交、丰隆、太冲、内关等。针刺方法：平补平泻。留针 20～30 分钟，中间用小幅度捻转手法行针 2 次，每天针刺 1 次。

(3)皮肤针：适用于结节性甲状腺肿各种辨证分型，取瘿肿局部、第 5～11 胸椎夹脊穴、脊柱两侧膀胱经穴位和翳风、肩井、曲池、合谷、足三里。反复轻叩。每天 1 次。

(4)耳针：适用于结节性甲状腺肿各种辨证分型。取内分泌、神门、皮质下、交感、对屏尖、颈。每次选 2～3 穴，毫针中度针刺，留针 20～30 分钟，隔天 1 次；或用埋针、压籽法，3～5 日更换，双耳交替。

(5)蜂针：适用于结节性甲状腺肿气阴两虚型。选大椎、合谷、曲池、外关、阳陵泉、足三里、太冲等穴交替进行，每天 1 次，平均每次 15 只蜜蜂，每周休息 2 天。

(6)金针：适用于结节性甲状腺肿各种辨证分型。取曲池穴，常规消毒，取 6 寸金针以无菌甘油涂在其表面以减少进针阻力，将针呈 45°快速刺入皮肤，沿皮下透刺至臂臑，留针 1 小时，每15 分钟刮针柄 1 次(约 20 下)，以患者自觉两臂发热为度，而后迅速出针，用无菌棉球按压针孔。隔天 1 次，10 次为 1 个疗程，疗程间休息 2 周。

(7)三棱针：适用于结节性甲状腺肿各种辨证分型。处方：颈肿块局部。操作：患者端坐稍仰头，用左手固定肿物，右手持三棱针向肿块快速进针，以恰到对侧壁为宜，进针后不捻针、不提插，迅速退针至皮下，再向上下左右刺四针，深度均恰到对侧壁(即 5 针呈锥体形)，每次拔针切忌偏斜，迅速出针后用消毒棉球压迫针孔 3～5 分钟，以防出血。每天针刺 1 次，7～10 次为 1 个疗程，疗程间休息 3～7 日。

(8)针挑：适用于结节性甲状腺肿各种辨证分型。局部刺激点：①甲状腺软骨结节上凹陷正中。②甲状腺软骨与环状软骨之间前正中。③第 1、2 环状软骨之下正中，约在②的直下1 寸处。④在③的直下 1 寸处，相当于天突穴稍上些。在①、②、③、④的旁开 1 寸半处左右各取 1 点。非固定点多数在肿块之上及其周围，或在局部静脉管上。远距离刺激点：肝俞、心俞、膏肓及第 5～9 椎之间旁开 1.5 寸处。按挑治法常规进行操作：喉头刺激点可挑完皮下脂肪小体，直至肌肉表面，筋膜纤维挑出为止。操作顺序为先挑远距离刺激点，后挑局部刺激点，先挑肿块中央再及四旁，先挑固定的，后挑非固定的。但应根据病情灵活掌握。单侧肿大 10 次为 1 个疗程，双侧肿大 5 次为 1 个疗程。每天或隔天 1 次。每次挑 1～2 个刺激点，疗程间隔 10～15 天。

(9)穴位注射：适用于结节性甲状腺肿各种辨证分型。处方：天突、瘿肿局部。操作:取碘化钾 2 g,注射用水 100 mL,苯甲醇 3 mL,配成 2%碘化钾溶液过滤后,分装封口,高压灭菌后备用。皮肤常规消毒后,取 5 mL 注射器吸取上液,以左手食指和拇指固定肿大腺体,针向中央刺入,回抽无血时,即慢慢注入药液。囊肿型应先抽出腺内液体后再注射药液。注完后拔针、局部压迫止血 1 分钟。每次视肿块大小注入药液 1～3 mL,天突每次注药 0.5 mL。每隔 3 日注射1 次,6 次为 1 个疗程。

(10)灸法:适用于结节性甲状腺肿各种辨证分型。操作方法:持灸盒置于天突或大椎、膻中穴之上。然后点燃 3～4 cm 长的艾条,对着罩在盒下的经络和穴位,横放于盒网上,最后盖上盒盖。

3.局部敷贴

适用于结节性甲状腺肿气郁痰阻型及痰结血瘀型。治疗方法:皮肤用 75%酒精消毒,待皮肤干燥后,用阳和解凝膏外敷瘿肿处,外用胶布贴上固定,敷贴后 2～4 小时除去膏药。每天 1 次。

4.中药离子导入

适用于结节性甲状腺肿各种辨证分型。治疗方法:皮肤用 75%酒精消毒,待皮肤干燥后,使用海藻、昆布、浙贝母、川芎、山楂、莪术各等份磨成粉,混匀,用 5～10 mL 生理盐水稀释,在甲状腺局部离子导入。每天 1 次。

(三)西医治疗

结节性甲状腺肿的病变性质及程度不同,其治疗方法不同。应视每个患者的具体情况制定适当的治疗方案。

1.定期随访

甲状腺轻度肿大、无局部压迫症状、结节属于良性者,不需治疗,可定期随访,需要 6～12 个月随诊 1 次,注意甲状腺大小、结节大小及甲状腺功能检查等的变化。

2.甲状腺激素

中度以上甲状腺肿大可使用甲状腺激素治疗。可给予左旋甲状腺素每天 50～100 μg,晨起顿服 1 次;或干甲状腺片每天 40～160 mg,分 2～3 次口服。小剂量开始,逐渐加量,疗程一般为 3～6 个月。甲状腺激素治疗可使甲状腺肿变小,但结节很难消失,对小的新生成的结节可能有效。停药后易复发,复发后可重复治疗。自主性高功能性结节甲状腺肿不能用甲状腺激素治疗,以免发生临床甲状腺功能亢进。同时,由于长期甲状腺激素治疗可导致多种不良反应,如绝经后妇女骨密度显著降低、心房颤动发生的危险性明显增加。因此,甲状腺激素不推荐广泛使用，特别是不适于血清 TSH 水平<1.0 mIU/L、年龄>60 岁的男性患者、绝经后妇女及合并心血管疾病患者。

3.超声引导下经皮酒精注射治疗

主要用于治疗结节性甲状腺肿合并囊性变。本病复发率较高，大的或者多发囊肿可能需要多次治疗方能取得较好效果。对于实性结节不推荐使用。在该项治疗前一定要先做甲状腺细针穿刺细胞病理学检查，排除外恶性病变的可能后才能实施。

4.手术

以下情况应行甲状腺手术治疗。

(1)巨大甲状腺肿压迫气管、食管或喉返神经而影响生活和工作者。

(2)结节性甲状腺肿继发功能亢进而药物疗效不好者，应手术治疗。但手术前应严格准备，先行药物治疗使甲状腺功能恢复正常，以减少手术并发症。

(3)结节性甲状腺肿疑有恶变者。

(4)胸骨后甲状腺肿。

(5)有美容要求者。

术后仍可应用甲状腺激素治疗以预防复发。或有主张 L-T_4 与碘盐联合应用效果更好。

5.放射性^{131}I 治疗

可使甲状腺不同程度缩小，安全有效，也相对经济。年老不耐受手术者可以选用。由于结节吸碘功能不一，所用^{131}I 量较大，容易发生永久性甲状腺功能减退。还可采用分次治疗，能减少治疗过程中甲状腺激素大量释放所带来的危害。治疗后结节性甲状腺肿多数在 3 个月内可见减小，1～2 年甲状腺体积减小 40%～55%，3～5 年后甲状腺体积减小 50%～60%。大的纤维化的结节疗效较差，但可减轻气管压迫。结节性甲状腺肿继发功能亢进者，尤其老年人亦应采用这一治疗。

六、预后与转归

结节性甲状腺肿是常见的内分泌疾病。大部分患者没有症状，预后良好，少数结节可演变为甲状腺功能亢进和恶变。对单发结节，B 超检查为实性，同位素扫描为冷结节者，癌发生率约为 40%，应考虑手术治疗。胸骨后甲状腺肿或者甲状腺肿大明显引起局部压迫者经过手术治疗后一般预后较好，但手术后部分患者可能发生甲状腺功能减退症，长期需要甲状腺激素替代治疗。

参考文献

［1］陈灏珠，钟南山，陆再英.内科学［M］.北京：人民卫生出版社，2022.
［2］陈立典，陶静.中西医结合康复指南［M］.北京：人民卫生出版社，2021.
［3］吴海良.现代中西医结合呼吸内科学［M］.北京：金盾出版社，2020.
［4］刘镇，刘惠灵，霍敏俐.中西医结合急危重症医学［M］.昆明：云南科技出版社，2020.
［5］邢利.现代肾内科疾病诊治学［M］.沈阳：沈阳出版社，2020.
［6］刘梅珍，刘国雄，何晓风.中西医临床诊治与护理［M］.昆明：云南科技出版社，2020.
［7］钱家鸣，张澍田.消化内科学［M］.北京：人民卫生出版社，2021.
［8］陈晓庆.临床内科诊治技术［M］.长春：吉林科学技术出版社，2020.
［9］张丽军.实用临床中医内科学［M］.天津：天津科学技术出版社，2020.
［10］刘昕烨.实用内科疾病诊治策略与技巧［M］.长春：吉林科学技术出版社，2020.
［11］王吉耀，葛均波，邹和建.实用内科学［M］.北京：人民卫生出版社，2022.
［12］闫海龙，刘倩，李垒.中西医内科诊疗技术与护理［M］.汕头：汕头大学出版社，2021.
［13］付艳红，冷宏伟，莫嵘.中西医结合内科学［M］.长春：吉林科学技术出版社，2019.
［14］谢春光，李应东.中西医临床内科学［M］.北京：中国医药科技出版社，2019.
［15］焦鹏.中西医结合疾病诊疗与康复［M］.北京：科学技术文献出版社，2019.
［16］孟广菊，孙宁，胡秀霞，等.感染性疾病诊疗护理与防控［M］.成都：四川科学技术出版社，2024.06.
［17］倪青，王祥生.实用现代中医内科学［M］.北京：中国科学技术出版社，2019.
［18］吴军.中西医临床外科学［M］.北京：中国医药科技出版社，2019.

[19] 于思明.中西医结合内科学[M].西安:西安交通大学出版社,2020.
[20] 陈灏珠,林果为,王吉耀.实用内科学[M].北京:人民卫生出版社,2021.
[21] 张伯礼,吴勉华,林子强.中医内科学[M].北京:中国中医药出版社,2019.
[22] 郭桂珍.实用临床中西医结合内科学[M].西安:西安交通大学出版社,2018.
[23] 宁光,邢小平.内分泌内科学[M].北京:人民卫生出版社,2022.
[24] 刘玮.现代内科学诊疗要点[M].北京:中国纺织出版社,2022.
[25] 宗志勇,唐红.华西感染 病毒感染与抗病毒治疗手册[M].成都:四川大学出版社,2024.04.
[26] 李兰娟.内科学 感染科分册[M].北京:人民卫生出版社,2022.
[27] 高锡刚,王明坤,高庆森,等.临床内科学诊断与治疗[M].哈尔滨:黑龙江科学技术出版社,2022.
[28] (英)J.阿拉斯泰尔·因内斯.戴维森实用内科学手册[M].北京:北京大学医学出版社,2021.
[29] 蔡定芳.病证结合内科学[M].上海:上海科学技术出版社,2020.
[30] 葛龙,秦钰,宋忠阳,等.新型冠状病毒感染恢复期常见症中西医结合管理循证实践指南[J].兰州大学学报:医学版,2023,49(5):28-40+46.
[31] 钱琳,曾进浩,吴茂林,等.1 例信迪利单抗治疗晚期胃癌致重症药疹的中西医结合治疗报告[J].川北医学院学报,2023,38(6):847-849.
[32] 王军,刘鹏,牛文晶,等.中西医结合外治法在糖尿病足治疗中的应用[J].中国临床医生杂志,2023,51(4):384-387.
[33] 叶永安.慢性乙型肝炎及其相关疾病一体化治疗的中西医结合研究[J].临床肝胆病杂志,2023,39(6):1257-1266.
[34] 智慧,郑雯,郑佳琪,等.医护一体化模式下 1 例糖尿病足合并丹毒患者的中西医结合疼痛护理体会[J].中西医结合护理,2023,9(4):96-99.